消化内镜应用
提升技巧

——教科书中没有讲到的观察、诊断和治疗要点

〔日〕小野敏嗣　主编

林香春　译

My Secrets of
Endoscopy

北京科学技术出版社

Authorized translation from the Japanese language edition, entitled
教科書では教えてくれない！私の消化器内視鏡 Tips: とっておきの"コツ"を伝授します
ISBN：978-4-260-03642 9
主编：小野敏嗣
Published by IGAKU-SHOIN LTD., TOKYO Copyright ©2018
ALL Rights Reserved. No part of this book may be reproduced or transmitted in any form or by any means, electronic or mechanical,including photocopying, recording or by any information storage retrieval system, without permission from IGAKU-SHOIN LTD.
Simplified Chinese Characters edition published by Beijing Science and Technology Publishing Co.,Ltd., Copyright©2022

著作权合同登记号　图字：01-2021-5944

图书在版编目（CIP）数据

消化内镜应用提升技巧：教科书中没有讲到的观察、诊断和治疗要点 /（日）小野敏嗣主编；林香春译 . —
北京：北京科学技术出版社，2022.2
　　ISBN 978-7-5714-1582-2

Ⅰ . ①消… Ⅱ . ①小… ②林… Ⅲ . ①消化系统疾病
—内窥镜检 Ⅳ . ① R570.4

中国版本图书馆 CIP 数据核字（2021）第 232904 号

责任编辑：苏　畅　张真真	网　　址：www.bkydw.cn
责任校对：贾　荣	经　　销：新华书店
责任印制：吕　越	印　　刷：北京捷迅佳彩印刷有限公司
封面设计：申　彪	开　　本：880 mm×1230 mm　1/32
出 版 人：曾庆宇	字　　数：159 千字
出版发行：北京科学技术出版社	印　　张：5
社　　址：北京西直门南大街 16 号	版　　次：2022 年 2 月第 1 版
邮政编码：100035	印　　次：2022 年 2 月第 1 次印刷
电　　话：0086-10-66135495（总编室）	ISBN 978-7-5714-1582-2
0086-10-66113227（发行部）	

定　　价：98.00 元

前言

"我们要不要策划一本对内镜初学者有吸引力的书呢？"

2015 年的夏天，在医学院医学编辑部工作的好友和我讨论这个话题。

当时我想市面上已经有很多优秀的论文和专著，要策划能够激起初学者兴趣的书是一件很困难的事情。如果有本不同于知名专家、教授基于循证医学证据编写的教科书，采用能够让读者轻松阅读的模式来编写也未尝不可。在电子书盛行的时代，我们创建了以网络传播为主的网站，虽然当时模仿某网站将其命名为"gastropedia"，但却想不出在该网站登载什么样的内容。和好友经过很长时间的反复讨论，突然想起在前年结束的一个和长寿有关的节目，这是一个每次登场的嘉宾直接打电话邀请下一位嘉宾，并半强制地要求下一位嘉宾许诺"当然可以参加"的对话节目。最终，我们决定采用这种形式来介绍临床工作中的一些小技巧。

于是，在众多医生们的热情支持下，由年轻内镜医生发起的"教科书中没有讲到的我的内镜技巧"系列讲座坚持了下来，本书就是将这些内容收集成册出版。

由日本 89 家医院的医生提供的包括未在 gastropedia 公开发表的稿件多达 140 篇，每一篇都是在临床工作中非常适用的。这些技巧大多数没有足够的临床证据：有些是难以验证但直觉上是有效的，可以叫"证据的种子"；有些也许在以后能被验证。这些在繁忙的临床工作中产生的"种子"，也许能在三五年后盛开为"证据之花"。而培育这些"花"的也许是读这本书的年轻人。

再次感谢为这本助力梦想的书而通力合作的日本各地的医生们。

小野敏嗣

2018 年 8 月

视频观看说明

作为本书的附录，可以用手机或者平板电脑扫描二维码观看网络上的视频。

在扫描二维码观看视频的时候一定要注意以下提示。

【注意事项】

- 在观看视频时，基于您和手机供应商的协议，有可能产生流量费。如果您的手机或平板电脑没有流量包等服务，有可能产生高额的费用。这部分费用由您本人承担。

- 视频有可能在没有事先通知的情况下进行变更及修改，也可能在没有事先通知的情况下无法播放。

目录

心态的培养   Mental Attitude Tips

来自其他科室的建议　　　　　　　　　　　　　　Advice & Message

观察技巧

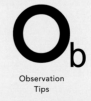

Ob

Observation
Tips

使内镜检查更轻柔的右手操作

矢野友规（国立癌症研究中心东医院　消化内镜科）

一般在做上消化道内镜检查时是用左手拿着操作部，右手仅轻轻地扶着内镜。

如果右手紧紧地握着内镜，有时会因内镜僵硬而使患者更痛苦，因此一般不使用右手操作内镜。

同时，在做上消化道内镜检查时，为了在插入食管前不更换手，推荐使用右手扶住距离内镜前端约20 cm处（图1.1）。

近年来，对于饮酒、吸烟等食管癌高危因素的患者，推荐在将内镜插入食管之前采用窄带成像技术（narrow band imaging，NBI）等特殊光观察咽喉部。

在详细观察咽喉部时，如果不是采用精细的保护性动作，很容易因诱发咽喉反射而难以进行详细观察。

我在观察咽喉部时右手尽量在距离嘴很近的位置扶住内镜，并用右手的示指抵住患者的牙垫，拇指、中指和环指轻轻夹着内镜缓慢移动（图1.2）。

这样操作的话，即使遇到咽喉反射特别强烈的患者，也能轻松清晰地观察咽喉部，所以将它作为一个技巧推荐给大家，试试看吧。

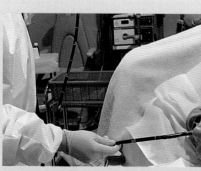

图1.1　在做上消化道内镜检查时，推荐使用右手扶住距离内镜前端20 cm左右的位置

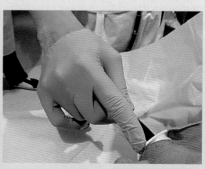

图1.2　在观察咽喉部时，右手尽量扶住距离嘴较近的部位，（右手示指）指尖抵住牙垫固定，拇指、中指、环指轻轻夹着内镜缓慢移动

所谓的"比上次舒服"的上消化道内镜检查

今川敦（今川内科医院）

上消化道内镜检查对于内镜医生来讲是最基本的技术，对于患者来讲却是一件大事情（图 2.1）。

由于检查次数较多，如果能做到"没有痛苦的检查"，会提高患者对医生的信赖感及评价。下面给大家介绍一下我从上级医生那里学到的一些技巧。

不要顶到咽后壁

插入内镜的过程中如果咽喉部空间不够，可以让患者发出"啊"音使软腭抬起以增加空间。在中下咽部稍微上旋镜角并沿着接近后壁（背侧）的位置插入，内镜就可以不接触咽后壁从而减少呕吐反射。

打八分气

过程中的打气观察很重要，但可以通过变换体位以使胃大弯侧皱襞伸展，其他部位也一样。因此不需要在胃里打满气，这会使患者很痛苦，打八分气也可以充分观察，因为在检查过程中还要做细微的吸气调整。

进入胃窦部

在内镜进入幽门时，要配合患者的深呼吸或者胃部蠕动，这样用很轻微的力量就可以使内镜轻松进入幽门。如果一味地将内镜推向幽门则可能诱发呕吐反射，因此要缓慢地操作，减少没有意义的动作。

做一次受检者

让自信满满的年轻医生接受一次内镜检查吧，这样他们就能够明白患者的心情，用心做到精细、轻柔地操作。

关注到以上要点，就可以得到患者"感觉比前一次舒服"这样的赞赏，在检查后医生也可以一个人独自开心一下了。

参考文献
[1] 藤城光弘, 他. はじめての上部消化管内視鏡ポケットマニュアル. 南江堂, 2014.

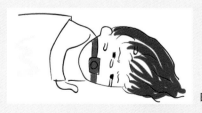

图 2.1 "医生，做胃镜很难受，我可以不做吗？"

让患者躺成"く"形，使内镜更顺畅地通过咽喉部

Ob
Observation
Tips

大前知也（JR 东京综合医院   消化内科）

学习上消化道内镜检查操作时，最初遇到的困难就是如何使内镜顺畅地通过咽喉部。不仅是初学者，具有一定经验的检查者也会遇到内镜不易通过患者咽喉部的情况。

这时如果摆好患者的体位会使内镜插入变得顺畅。

教科书中写到"患者取左侧卧位，右腿略前屈并弯曲右膝"，让我们在此基础上再多下点功夫看看。

大多数患者被引导至仰卧于检查床上后，身体的长轴与床的长轴平行。

从上方看，正好和日语平假名的"し"一样。

这样的体位会使脸的朝向和检查台长轴成直角，因此，内镜必须要通过近直角的锐角才能到达食管入口部。

这时候，可以让患者躺成从术者角度看腰部朝向检查台的对侧、头和脚靠近术者的方向。从检查台的角度看，患者身体呈日语平假名"く"形，这样患者会很自然地抬起下颌朝向前方，成为所谓的"嗅物位"（图 3.1）。

这个体位可以使嘴到食管入口的角度减缓，左侧梨状窝和食管入口之间的间隙变宽，内镜更容易通过。请大家尝试一下吧。

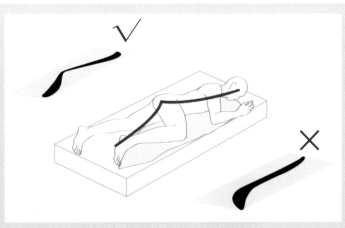

图 3.1   躺下后，身体的长轴在检查床上呈"く"形

观察技巧 O_b   诊断技巧 D_i   治疗技巧 T_r   心态的培养 M_e   来自其他科室的建议 A_d

利用镇静评分提高内镜检查的安全性和舒适性

Observation
Tips

山田贵教（磐田市立综合医院　消化内科）

为了减轻上消化道内镜检查及治疗中的痛苦，进行镇静下内镜诊治的病例数量逐渐增加。

但是，镇静下的内镜诊治存在过度镇静的风险，还可能由于镇静不充分导致患者扭动身体从而造成检查及治疗难以继续进行。根据我们的经验，使用 Ramsay 镇静评分，可使患者在接受内镜诊治时，感到舒适且安心。

在我们科室，尚未统一镇静药物的使用种类及方法，使用 Ramsay 镇静评分可明显减少与镇静相关的失误，现在甚至觉得没有必要去统一镇静的方法了。

我们科室的医生应用 Ramsay 镇静评分的经验提示，在行内镜逆行胰胆管造影（endoscopic retrograde cholangiopancreatography，ERCP）过程中可以明显减少由于患者身体扭动

需要用手按压患者的频率，同时减少了镇静药物的使用量。这一效果在行经内镜黏膜下层剥离术（endoscopic submucosal dissection，ESD）过程中也有同样的体现。

另外，由于可以做到信息共享，使术者和护士间的交流更顺畅，减少术者的紧张情绪，因此有利于团队的一体化。

在我们科室记录 Ramsay 评分和 RASS 评分（镇静表现）时，为了方便、有效，规定每 5 分钟记录和报告患者的 Ramsay 评分结果。

Ramsay 评分的评分标准见表 4.1，在我们科，Ramsay 评分目标值在经口上消化道内镜诊治为 3~4 分，在下消化道内镜诊治为 2~3 分（图 4.1）。

表 4.1　Ramsay 镇静评分

评分	反应
1	看起来不安、不安静
2	合作、稳定、有判断力
3	只对命令有反应
4	嗜睡，对轻叩眉间或强烈听觉刺激迅速做出反应
5	嗜睡，对轻叩眉间或强烈听觉刺激缓慢做出反应
6	对刺激无反应

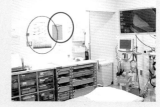

图 4.1　我科内镜室墙壁上的 Ramsay 评分表

效果好到被患者问"已经做完检查了？"的镇静方法

Observation
Tips

矶村好洋（杏云堂医院　消化内科）

对于内镜医生来讲，为了尽量让患者舒适地接受内镜诊疗，不断地改进操作方法是很重要的。

当然，认真地操作、和患者的语言交流自然不必多说，在此基础上使用镇静药物可以显著提高患者的满意度。

常用的镇静剂是咪达唑仑、地西泮、哌替啶、喷他佐辛等药物。

我以咪达唑仑 2.5~3.0 mg 为基础，每次追加 0.5 mg；如果效果欠佳，可联合使用哌替啶（图 5.1）。

评估镇静是否有效的简单、实用的指标是睫毛反射消失，经皮动脉血氧饱和度（percutaneous arterial oxygen saturation，SpO_2）为 90% 左右。

为了避免高龄患者发生呼吸抑制，有必要将咪达唑仑的起始用量调整到 1.0~1.5 mg。

在这样的状态下进行内镜检查，几乎所有的患者都不会残留检查时的记忆，从而提高检查满意度。

在检查后给予 0.2 mg 氟马西尼，如果患者苏醒不充分，可每次追加 0.1 mg。观察 1 小时，确认患者完全苏醒后才可以让其回家。

对检查结果的说明原则上是要在检查当日进行，但是由于麻醉可能造成患者遗忘，有必要选择在其他的时间进行。

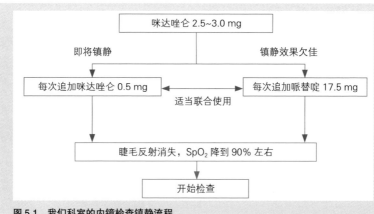

图 5.1　我们科室的内镜检查镇静流程

上消化道内镜检查中
控制打嗝的 Sellick 手法

池原久朝（日本大学医学部　消化及肝脏内科学）

Observation
Tips

　　在上消化道内镜检查时常常需要充分注气将胃大弯的皱襞之间打开后观察。

　　但是，对于食管下括约肌（lower esophageal sphincter，LES）收缩减弱的患者，由于其不停地打嗝，很难将胃充分舒张开。

　　这时候如果使用 Sellick 手法则有可能使患者停止打嗝（图 6.1）。

　　这一手法是通过按压环状软骨压迫背侧食管。

　　这是在急救状态下对饱餐患者进行气管插管时，为了防止其胃内容物反流而使用的手法[1]。

　　在内镜检查中应用时，只要轻轻压迫就可以达到抑制打嗝的目的。

参考文献

[1] Sellick BA. Cricoid pressure to control regurgitation of stomach contents during induction of anaesthesia. Lancet 2 : 404–406,1961

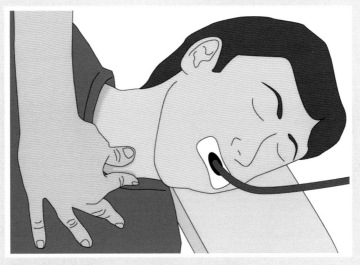

图 6.1　Sellick 手法

内镜要掉出来的时候，请使用腹部和左手腕！

菊池大辅（虎之门医院　消化内科）

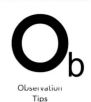

Observation
Tips

在操作内镜附件时，有时候会出现手一离开内镜视野就不清楚的现象。

这时，使用二指法（two-fingers method[1]）是有效的。

但还有更简单且有效的小技巧，那就是使用腹部和左手腕的方法（图7.1）。

在右手操作内镜附件时，当内镜要掉出来的时候，可以用腹部顶着内镜防止其掉出来（图7.1红色虚线处）。

我时常想起在当研修医生的时候，同事经常说"胖不都是坏事，用腹部顶着内镜很方便啊"。

在用腹部顶着内镜的同时，将左手腕朝上旋，会使内镜更不容易掉出来（图7.1中的红箭头）。在观察胃窦时，在如果不将内镜向内推就会掉出来的情况下采用这个方法也是可以的。

这样操作的话，即使右手离开内镜，内镜图像一点都不会移位，操作者就可以从助手那里接过附件，在稳定的视野下操作。

这是一个非常简单又聪明的手法，大家一定要尝试一下。

参考文献

[1] Nishizawa T, et al. Control of the treatment device for endoscopy by the left hand : two-fingers method. Gastrointest Endosc 80（6）: 1206-1207, 2014

[2] Kikuchi D, et al. A new device for simultaneous manipulation of an endoscope and a treatment device during procedures : an ex vivo animal study. Endoscopy 46（11）: 977-980, 2014

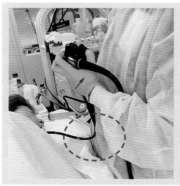

图7.1　使用腹部和左手腕的方法

内镜"湿乎乎"的?

Ob

Observation
Tips

大野和也（静冈县立综合医院　消化内科）

在内镜指导用书中常会强调操作内镜镜角的左手的重要性，但是很少强调右手的重要性。这次让我来介绍一下右手持握内镜的把手的技巧。

在持握内镜的时候常常会使用纱布，但是在进行内镜精细检查或者ESD的时候经常会因为掉落好几片纱布而使场面混乱。还有在专注的检查的过程中，是不是会出现使劲攥着沾着唾液和润滑剂的"湿乎乎"的内镜的情况呢？这样会影响内镜操作的效率。克服这一问题的方法之一就是用沾湿的纱布卷起内镜并用橡皮圈套起来作为内镜把手（图 8.1）。

纱布 2 片（根据喜好可以更多）做成粗的把手

→利用"在旋转物体时，于距离旋转中心点的位置用较小的力量就可以转起来"的力矩原理。

湿纱布

→与干纱布涂上润滑剂相比，保持顺滑且可移动的时间更长（视频 8.1）。

橡皮圈

→能适当地固定纱布，还可以防止纱布掉落。

缺点是容易在进行检查前忘记套上橡皮圈。当然在检查中把内镜从电源一端拔出来再套上橡皮圈也可以。另外，要注意过粗的把手会有碍于细微的内镜操作。因此，在时间长的内镜治疗中，制作适合自己的把手是很重要的。

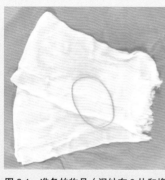

图 8.1　准备的物品（湿纱布 2 片和橡皮圈 1 个）

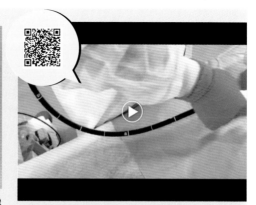

视频 8.1　顺滑且可移动的"湿纱布把手"

诊断技巧 D_i

治疗技巧 T_r

心态的培养 M_b

来自其他科室的建议 A_d

如何利用好左右旋钮

大久保政雄（山王医院　消化中心）

Observation
Tips

普通内镜检查最基本的技巧是尽量不要让患者感觉痛苦。因为在行上消化道内镜检查时，如果患者感觉痛苦就会扭动身体，从而造成图像模糊；在行下消化道内镜检查时，疼痛会造成肠蠕动加快从而使观察变得困难。

在进行上消化道内镜检查的过程中，无论如何注意都会使内镜接触咽喉部，粗暴地操作会增加患者的不适感是显而易见的。

这一点在胃和结肠的内镜检查中是一样的。

在插入结肠镜时，过度旋转内镜会使肠管弯曲变急剧而使插入更难。在行内镜检查的过程中，一定要注意内镜轴的方向。

我们想象以镜角向上弯曲的方向为中心，将内镜拉成直线（棒状）状态，就会知道内镜应该旋转的角度。

通过使用内镜的上下旋钮及右手的旋转可以完成内镜操作的基本动作，在此基础上加上左右旋钮的使用就能增加内镜可活动的范围。

用尽可能小的内镜的移动幅度完成全方位的检查不仅可以减少患者的痛苦，还可以在图像稳定的状态下观察整个管腔。

这样不仅可以减少漏诊，而且由于内镜检查是沿着同样的轴，无论之后是谁看检查图像都能判断出病变所在的位置。

在治疗病变时需要使病变处于6点的方位才能安全、有效地进行操作，因此一定要旋转内镜。

在内镜角度、位置不合适的状态下进行治疗可能会造成事故，但是如果能很好地使用左右旋钮就可更容易地将病变调整至合适的位置上。

如果你的手较小，不能触及左右旋钮时，可以将左右旋钮放到一个容易观察的合适位置后暂时锁定后旋镜。如果开始触不到左右旋钮，通过有意识的训练，你会出乎意料地发现慢慢地能够操作左右旋钮了。如果你能很好地使用左手，你就会发现内镜的世界变得更加宽广。

操作示例见视频9.1、9.2。

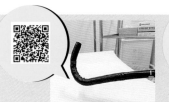

视频9.1（左）
用上下旋钮观察全部方向
视频9.2（右）
镜角的使用

前端帽的使用方法

若槻俊之（冈山医疗中心　消化中心）

Observation
Tips

在常规检查、精细检查及治疗时，利用好前端帽可以提高观察及治疗的质量。因此，我想介绍一下前端帽的使用方法。

本次介绍的是弹性帽 Slit & Hall 型 M 长型（TOP 公司，图 10.1）。

这种帽适用于前端外径为 9.8~10.6 mm 的内镜，如 GIF-H260Z，不适用于 GIF-H290Z 和 GIF-Q260J，后两种内镜推荐使用弹性帽 Slit & Hall 型 F-010。

首先介绍一下前端帽的露出长度与图像上的表现（非放大）（图10.2，表 10.1）。

其次需要了解附件必须从内镜前端露出 4 mm 以上才能在内镜图像上显示清楚（图 10.3）。

理解前端帽的长度、附件以及视野之间的关系是非常重要的。

还有这次没有介绍的黑帽，其安装长度为 2 mm。

我在观察食管时使用黑帽，在进行胃内精细检查时则更多地使用弹性帽 Slit & Hall 型 M 长型。推荐大家试一试。

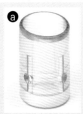
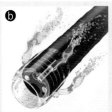

a. Slit & Hall 型 M 长型；b. 使用弹性帽的示意图
图 10.1　弹性帽（TOP 公司）

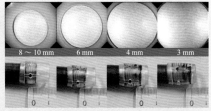

图 10.2　前端帽的长度与内镜图像上的表现（非放大）

表 10.1　前端帽的长度和图像表现（非放大）以及适用条件

前端帽长度	图像表现	适用条件
3 mm	图像上看不到前端帽	凹陷型病变的精细检查
4 mm	图像的左侧部分被切断	活检、隆起型病变的精细检查
6 mm	图像下方被切断	标记、止血时

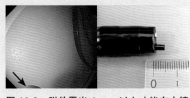

图 10.3　附件露出 4 mm 以上才能在内镜图像上显示清楚

看不到病变怎么办，稍微改变一下就可以看清楚！

伊藤纱代（静冈县立静冈癌症中心 内镜科）

O_b

Observation Tips

在做结肠癌精细检查时，"拍几张清楚的照片吧！"你是不是有过这样充满信心地开始，过程中却出现这样那样的问题和（或）完全看不到病变的状况？

这时候最便捷的方法是使用 NT 管（non-traumatic tube，NT tube），但当病变位于弯曲部（尤其是在直肠、乙状结肠交界处及直肠上段）时，有时候很难观察到病变的全貌。

尝试用 NT 管压迫、调整空气量、变换体位等措施的过程中发生出血就不能进行详细的观察，这种情况很糟糕（图 11.1）。

这时候可以使用胃镜！用胃镜反转观察，可以看到原来看不到的病变口侧，而且看得很清楚（图 11.2）。

用胃镜反转观察直肠和肛门病变也是非常有效的。如果事先就已判断存在病变，不要嫌麻烦，在插入结肠深部以前更换一下内镜也许会获得对诊断具有充分说服力的内镜图像。

但是勉强反转可能会引起并发症，这一点需要注意。

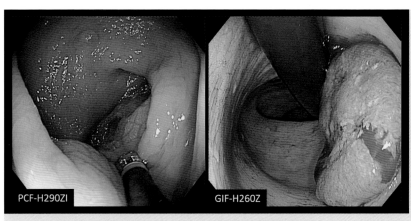

PCF-H290ZI   GIF-H260Z

图 11.1 结肠镜下的观察   图 11.2 用胃镜反转观察

用 Cleash®，戏剧性地改善模糊镜头和水滴附着！

O_b

Observation Tips

吉田直久（京都府立医科大学大学院医学研究科　消化内科）

在内镜检查及治疗过程中，镜头附着水滴或者镜头表面模糊会妨碍操作。

我们于 2015 年和富士公司联合开发了镜头清洁剂（Cleash®）[1]。研究证实在镜头上涂抹对人体安全的表面活性剂会产生防水滴、防雾效果。

Cleash® 和其他的镜头清洁剂比较，在结肠 ESD 中镜头模糊的发生率分别为 14.1% 和 33.0%，重度模糊的发生率为 2.1% 和 8.7%，差异有统计学意义（$P < 0.05$）[1]。

在镜头涂抹清洁剂的基础上，在注水中加入 Cleash® 会有更好的效果（图 12.1）。配制方法和鸡尾酒配置方法一样，直接将 Cleash®5 喷（约 1.0 ml）加入注有 200 ml 水的注水瓶中，并加入消泡剂西甲硅油 1.0 ml。已经确认这种加入注水瓶内法对内镜没有不良影响。如果这样也不能去除镜头污染，还可以用注射器从钳道注入 5 ml 的 Cleash®，并将内镜前端顶住肠壁，使 Cleash® 在前端帽内浸没镜头 30 秒以完全清除污物。已经证实 Cleash® 在上消化道 ESD 过程中也是有效的。

对人体安全、可以保持镜头清洁的 Cleash®，涂抹在镜头上或者加入注水瓶中使用，可以实现在清晰视野下的 ESD 操作以及没有水滴附着的常规检查（图 12.2）[2]。

参考文献
[1] Yoshida N, et al. Risk of lens cloudiness during colorectal endoscopic submucosal dissection and ability of a novel lens cleaner to maintain and restore endoscopic view. Dig Endosc 27（5）：609-617, 2015
[2] Yoshida N, et al. A novel lens cleaner to prevent water drop adhesions during colonoscopy and esophagogastrodu-odenoscopy. Endosc Int Open 5（12）：E1235-E1241, 2017

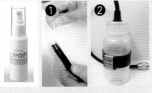

Cleash®
5 ml

❶涂抹镜头法：用棉签或纱布涂抹；❷加入注水瓶内法：在 200 ml 水中加入消泡剂（西甲硅油）1 ml，再加入 Cleash® 1 ml；❸钳道注入法：将内镜前端顶到结肠壁，从钳道注入后，在前端帽内浸没镜头 30 秒
图 12.1　Cleash® 的使用方法

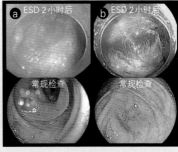

a ESD 2 小时后　　　b ESD 2 小时后

常规检查　　　　　常规检查

a. 没有使用 Cleash®；b. 使用 Cleash® 后
图 12.2　Cleash® 的使用效果

放大内镜检查时意想不到的遗漏点

Observation
Tips

辻阳介〔东京大学　消化内科〕

在对上消化道或者下消化道进行内镜检查时，我们常常会使用放大内镜检查。在各种教科书和参考书中，对于放大内镜检查的操作技巧都有很好的描述，但是有时候会有被忘记的事项，因此想在这里介绍一下。

放大内镜常常用在 ESD 术前评估，大家通常会在报告中很详细地描述使用 NBI、结晶紫染色的图像特点，这是非常重要的。但是，有时候 ESD 术者看内镜报告时经常会有很多的疑问，比如"这个病变的部位到底在哪里？""肿瘤的整体形态到底是什么样子的？""内镜的操作性如何？""是否是 ESD 操作困难病变？"诸如此类的信息在内镜报告中有时候完全没有涉及，这会引起术者的困惑。

让我们以"假如这个病变是由我自己做 ESD"的心态去考虑一下，如果我是术者想了解哪些病变有关的信息。

• 白光下、靛洋红（靛胭脂）染色的病变的中景、远景的图片。见图 13.1。

• 记录内镜的操作难易度，尤其是结肠镜的进镜难易度、内镜是否稳定、体位是否合适、是否需要额外的肠道准备等。

• 对于胃切除术后的患者，单纯禁食早餐时胃内的残渣情况也是非常重要的信息。见图 13.2。

以假如我是 ESD 术者的立场进行内镜检查，会写出更出色的术前放大内镜检查报告。

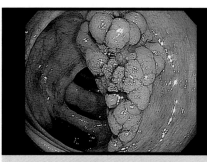

图 13.1　拍摄结肠肿瘤病变的整体图像。在报告中记录患者体位，并且记录靛洋红存留部位推测出的重力方向

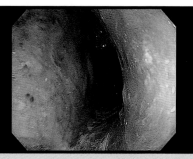

图 13.2　在行 ESD 时发现有较多食物残渣。在常规内镜检查时胃内有较多的残渣，但是并没有建议患者"ESD 前禁食更长时间"，病房的医生按照常规只是让患者禁食早餐，造成 ESD 时有较多食物残渣而被迫延期治疗

放大观察困难吗?

平泽欣吾（横滨市立大学附属市民综合医疗中心　内镜部）

Ob
Observation
Tips

　　近年来，随着 NBI、蓝激光成像术（blue laser imaging，BLI）的普及，放大内镜检查的应用在增多。

　　"我最近每天不停地做全焦距放大"，对于这样的医生，在刚刚开始做放大内镜检查时肯定有过苦于不能留取清晰的内镜图片的时期。

　　在放大内镜下留取静止图片的时候，有很多妨碍图像清晰的因素，包括呼吸、胃肠蠕动、心跳等。

　　在拍摄焦距已经对好的内镜图片时很重要的一点是"如何固定内镜"。在放大内镜时代我们依然感觉到固定好内镜的必要性。当然，在进行 ESD 时把内镜固定在同一个稳定的视野也是必要的。

　　我在进行日常的上消化道内镜检查时很重视固定内镜的支点。

　　最有效的方法是使用牙垫。将手指固定于牙垫，通过指尖的轻微移动进出、旋转内镜就可以保持非常稳定的内镜视野（视频 14.1）。

　　其次可作为支点的部位是腹部（图 14.1）。通过增加支点和对患者嘴边部位的有效固定可以增加内镜静止时的稳定性。

　　大家一定要尝试一下!

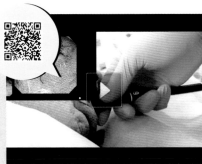

视频 14.1　牙垫固定内镜法

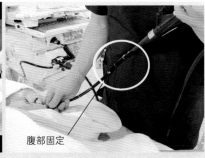

腹部固定

图 14.1　腹部固定法

NBI 放大观察时采用培养 "投球技能" 的 "绷带" ？

吉田将雄（静冈县立静冈癌症中心　内镜科）

Ob

Observation
Tips

您知道飞雄马吗？他是漫画人物。飞雄马为了训练自己投掷魔球的技能，在上半身缠上具有超强弹力的绷带（现在会认为这是虐待儿童）。

当然，缠上绷带后连吃饭等动作都会被限制（但最终投掷魔球成功了）。

在我刚来到静冈县立静冈癌症中心的时候，就被告知在进行上消化道内镜检查时要让左右旋钮处于锁定状态。实际操作后发现，原来做起来很轻松的内镜操作变得困难，一个上消化道内镜检查甚至需要进行 15~20 分钟。在不断练习的过程中我也逐渐能够轻松地完成检查，同时也体会到锁定左右旋钮的意义，也就是 "能够确保稳定的内镜视野"。

尤其是在进行放大内镜检查的

过程中需要小幅度地移动内镜时，镜角移动幅度过大会使视野发生很大的改变。我想，可能有不少人在用左手拇指调整放大杆的过程中会疏忽左右上下旋钮的固定。

即使尝试用左手的中指和环指固定镜角，内镜还是会出现细微的移动。这时候要锁定旋钮。现在我们不仅锁定左右旋钮，还锁定上下旋钮然后进行放大观察。

请大家尝试一下看看吧！

操作示例见视频 15.1、15.2。

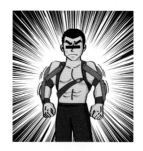

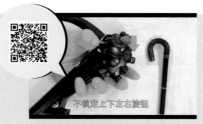

视频 15.1　不锁定旋钮

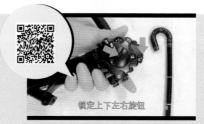

视频 15.2　锁定旋钮

放大观察技巧：如何用"注水钮"清除轻微污物？

吉田将雄（静冈县立静冈癌症中心　内镜科）

O_b

Observation
Tips

　　在我们医院，要求医生尽全力拍摄清晰的内镜图片，做到每张照片都能拿到研究会且也不会因为照片质量被批评。

　　在这里给大家介绍一下如何提高内镜图片质量的小技巧。

　　大家在检查过程中都会使用"注水钮"来清洁内镜镜头上附着的污物，使图像更清楚。

　　实际上按压"注水钮"向镜头表面注水也可以将观察对象表面的轻微污物冲洗掉。

　　大家在进行放大观察的过程中经常会遇到观察对象表面附着黏液、气泡、血液等情况，当钳道内有附件时不能通过钳道来清洗。轻微污物专

门用注射器清洗也很麻烦（这样说可能会有人感到气愤）。若是使用注水泵，不仅在很近的距离下难以清洗到想清洗的部位，还有可能造成出血。

　　这时候，试一下使用"注水钮"来清洗观察对象吧（视频 16.1）。

　　在进行放大观察时，采用"注水钮"清洁镜头可以使视野附近（镜头附近）变清洁。

　　尤其是在 LST 精细检查时，这是一个方便的"法宝"。对咽喉部、食管以及食管术后吻合口等有较高的误吸可能性部位进行观察时，这个方法是非常有效的。

　　请大家一定要尝试一下！

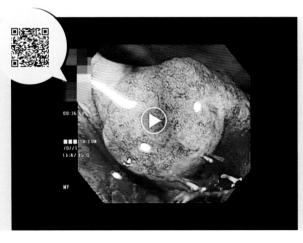

视频 16.1　使用"注水钮"清洗观察对象

如何避免漏诊咽喉、颈段食管癌

鼻冈升（大阪红十字医院　消化内科）

O b
Observation
Tips

众多临床研究证实，NBI 模式下的观察有利于发现头颈部、食管表浅癌[1]。

在咽部进行观察时动作要轻柔，尽量不要接触到喉头及咽部，以免引发咽喉反射。一旦引发咽喉反射就会使观察变得困难。

在观察下咽部时，要在内镜位于距离喉头较远的部位（中咽部后壁附近）时让患者发声，这样就可以在喉头抬举的状态下仔细观察更大范围的左右梨状窝。见图 17.1、17.2。

在经鼻内镜检查过程中可以一边让患者憋气一边进行观察，这样可以使喉头进一步抬举，就能更详细地观察下咽部后壁和环状后部。

观察完咽喉部后接着就是观察食管。在内镜刚进入食管时经常会直接滑入胸段食管的上部，导致在插入内镜时无法观察颈段食管。进行颈段食管的观察时最好采用 NBI 模式，并在拔出内镜时进行。由于颈段食管被气管和椎体压迫而管腔狭小，因此可以一边打气使管腔张开一边观察以免漏诊病变。

参考文献

[1] Muto M, et al. Early detection of superficial squamous cell carcinoma in the head and neck region and esophagus by narrow band imaging : a multicenter randomized controlled trial. J Clin Oncol 28（9）: 1566-1572, 2010.

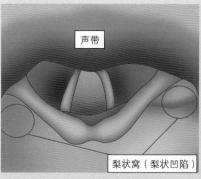

图 17.1　梨状窝（梨状凹陷）的观察（不发声时）

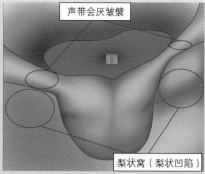

图 17.2　发声时的梨状窝（梨状凹陷）。发出"i~"或"ei~"的声音时，声带会厌皱襞会抬向喉头侧从而使观察变得容易

清洗食管的要点："向右侧冲洗，注水后吸出！"

北村阳子（市立奈良医院 消化内科）

在进行上消化道内镜筛查时必须做高质量的内镜检查，但是也应尽可能地节省检查时间，做高效率的检查。

高效率的清洗对于节省时间是非常重要的。

食管黏膜常常附着唾液及气泡，因此有必要进行充分的清洗以便详细观察（图 18.1）。随着内镜向远端推进，不断看到有黏液等附着，经常要用 10~20 ml 的注射器不断地清洗。

清洗食管的要点是"向右侧冲水，注水后再吸出来！"当内镜插入到距门齿 20~25 cm 处时停下来，由于患者是左侧卧位，水会存留于左侧（8~9 点的方位）。因此将镜头对着食管右侧壁再右旋镜角，用 50 ml 注射器用力注入含有消泡剂的水来清洗黏膜（图 18.2），这样就会使注入的水形成逆时针的水流并流向患者的肛侧。在结束冲洗后恢复镜角，马上将注入的水吸出来。进行吸引时，流向肛侧的水会再次流回口侧。这样一去一回，就可以清洗 2 次。

为了预防患者发生误吸，在注入清洗的水时要和患者说"我在清洗食管，憋住气，不要呛着"，就可以在患者憋住气的状态下完成注水和吸引。

这是一个简单却非常有效的食管清洗法，可以明显减少清洗的次数。

大家一定要试一下！

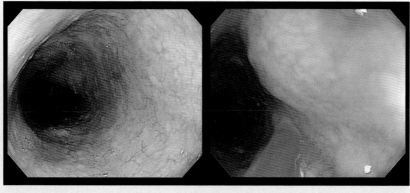

图 18.1 在距门齿 20~25 cm 处停下来。食管有较多黏液附着

图 18.2 向右旋镜角后，用 50 ml 注射器用力注入含有消泡剂的水

咽部异物感是反流性食管炎?

Ob

Observation
Tips

植木信江（日本医科大学武藏小杉医院　消化内科）

"已经在耳鼻喉科看过，咽喉部未发现异常，也许是反流性食管炎，去消化内科做个胃镜吧"，我想大家经常会遇到这样的患者。

也许大家在做内镜时会认为患者是个年轻女性，罹患食管癌风险低，也许是"反流性食管炎"。

我们在进行上消化道内镜检查的过程中，会关注在非镇静状态下如何顺利进入食管以减轻患者的不适。

一旦进入食管，操作医生的心情会放松一下，也许会快速通过颈段食管后开始观察。

但是在这时候，还是让我们把镜子退到快从食管拔出来的状态下观察，或是在最后从食管拔出内镜时，要用发现胃黏膜异位（inlet patch）的姿势进行观察，因为这里也许藏着颈部食管癌!

据 2011 年日本食管学会的全国调查显示，颈段食管癌占 4.5%，占比最少。食管各部位的食管癌发生率从多到少的顺序分别是，胸段中部食管为47.8%，胸段下部食管为 27.2%，胸段上部食管为 13.0%，腹段食管为 7.1%[1]。

据报道，胃黏膜异位的发生率为0.18%~14%[2]。胃黏膜异位不仅可以造成反流症状、咽部异物感、吞咽困难、失声等，也有发生腺癌的个案报道。

示例见图 19.1、19.2。

参考文献

[1] Tachimori Y, et al. Comprehensive registry of esophageal cancer in Japan, 2011. Esophagus 15（3）: 127-152,2018

[2] Leshchinskiy S,et al. The inlet patch. Abdom Radiol（NY）43（10）: 2882-2884, 2018

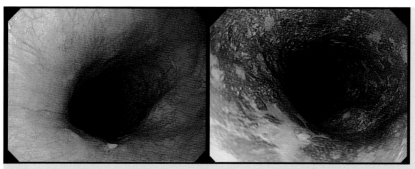

图 19.1　白光下的图像

图 19.2　碘染色图像（图片由庆应义塾大学医学部肿瘤中心微创治疗研究开发部矢作直久提供）

用碘染色内镜检查评估
食管癌、头颈部癌的风险！

坚田亲利（北里大学医学部　消化内科学）

Observation Tips

　　2009 年国际癌症研究机构（International Agency for Research on Cancer，IARC）确认酒精产生的乙醛为食管癌、头颈部癌的 1 级致癌物质。

　　对于乙醛脱氢酶 2（aldehyde dehydrogenase-2，ALDH2）缺乏者来说，乙醛容易在体内蓄积，因此持续饮酒会增加食管癌及头颈部癌的发生风险。

　　喝一杯啤酒就会面部发红的人（flusher）几乎都是 ALDH2 缺乏者。

　　饮酒后，血液、呼出的气体、唾液中乙醛浓度增高而造成乙醛的慢性暴露，引起头颈部黏膜抑癌基因 TP53 变异，出现异型上皮。

　　异型上皮表现为碘不染色带（图 20.1），在多发的碘不染色带中有出现多发食管癌、头颈部癌的倾向（field cancerization）。

　　利用好可用于表浅癌诊断的碘染色检查，对于高危人群的筛查以及早期发现病变具有重要的意义。

参考文献
[1] Katada C, et al. Alcohol Consumption and Multiple Dysplastic Lesions Increase Risk of Squamous Cell Carcinoma in the Esophagus, Head, and Neck. Gastroenterology 151（5）: 860-869, 2016

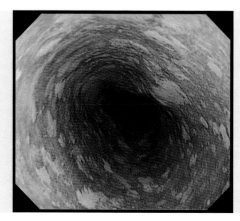

图 20.1　用碘不染色带识别异型上皮

减少染色不均的食管碘溶液喷洒法

土岐真朗（杏林大学医学部附属医院　消化内科）

Ob
Observation
Tips

很多医院都在使用喷洒管进行食管碘染色，但是，有时会发生由于与护士配合不够默契而出现染色液量不够或染色不均的现象。我来介绍一下术者可以独立完成染色，且很少出现染色不均的食管碘溶液喷洒法。

为了防止染色不均的发生，首先要对食管进行充分清洗。

一般使用喷洒管从胃 - 食管交界区开始染色，但这里介绍的是不用喷洒管从颈段食管开始的染色方法。

进行实际操作时，首先将胃镜拉回到颈段食管，让患者稍微吸气使食管收缩，沿着食管的右侧壁（患者为左侧卧位）用 20 ml 的注射器将复方碘溶液（Lugol 碘液）直接从钳道注入（图 21.1）。

当发现"染色不均"时，让食管保持收缩状态然后进行轻微的吸引及打气，这样就可得到没有"染色不均"的漂亮的染色图像（图 21.2）。

大家一定要尝试一下！

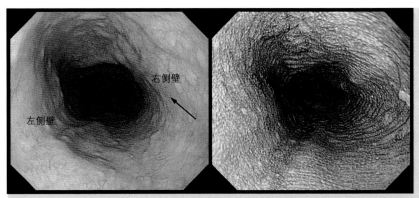

图 21.1　沿着食管右侧壁向箭头的方向喷洒。这时候的要点是要稍微吸气，让食管收缩。喷洒结束后，为防止误吸及将碘液送到胃食管交界区，要一边打气一边进镜

图 21.2　在食管收缩的状态下进行轻微吸引及打气，可获得没有"染色不均"的染色图像

通过变换体位观察胃大弯侧!

平泽俊明（癌研有明医院　消化内科）

　　当患者左侧卧位时，由于胃大弯前壁展开不良，容易漏诊这个部位的病变。如果患者变换体位至仰卧位，由于胃内空气的流动，胃大弯前壁侧展开，这样更有利于对胃大弯侧的观察。

　　胃大弯侧是未分化癌的好发部位，但是这个部位的病变会隐藏在皱襞之间，如果皱襞未充分展平就很容易漏诊。

　　即使每年都做内镜随访的患者也会在这个部位被检出癌，有的是黏膜下癌，有的甚至是进展期癌，而且这种事情并不少见。

　　我们偶尔会遇到胃体中上部、胃大弯的皱襞难以展平的患者。这时候，变换体位是非常有效的。

　　由左侧卧位变成稍微仰卧位，胃内空气流动使胃大弯皱襞展平从而容易观察该部位（图 22.1、22.2）。

　　在变换体位时，要让患者的脸朝向左侧以免引起误吸，等胃大弯的检查结束后再恢复到左侧卧位。

　　像这样，体位的轻微改变就可以提高内镜检查质量。大家可以尝试一下。

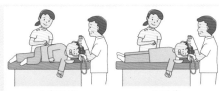

左侧卧位　　　　　仰卧位

图 22.1　左侧卧位和仰卧位

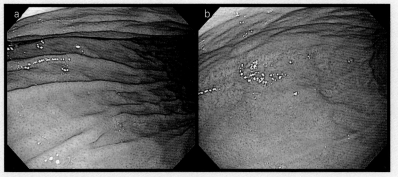

a. 左侧卧位；b. 仰卧位
图 22.2　内镜检查图像

对胃的观察从萎缩性胃炎的诊断开始

Ob

Observation
Tips

神崎洋光（冈山大学大学院医口腔药学综合研究科　消化道、肝脏内科学）

　　进行上消化道内镜检查的目的是早期发现胃癌，但是即使是对胃进行全方位的观察也可能发生漏诊的情况。我认为在胃内存在容易发生癌的部位而且其有着肉眼可见的特征。

　　对于患有萎缩性胃炎的病例，萎缩的部位有较高的发生分化型胃癌的风险。这虽然与萎缩性胃炎的范围有关，但是还是要关注一下胃窦到胃小弯侧是否存在单发的呈红色至黄色的凹陷、红色或者白色的扁平隆起（图 23.1）。

　　靛洋红染色在萎缩部位的着色效果强于非萎缩部位。对于萎缩范围广的患者一定要在萎缩的部位进行靛洋红染色。

　　相反，在胃底腺体区域要以发现未分化癌为中心进行检查，要确认胃大弯侧胃底腺黏膜处是否存在褪色、不规整的凹陷性病变（图 23.1）。

　　没有萎缩的、没有幽门螺杆菌感染的病例很少发生癌变，但是这些病例有时候会在胃 - 食管交界区发生癌变，因此一定不要马虎，要以胃 - 食管交界区为中心进行详细的观察。

　　另外还要注意胃的伸展性。充分注气后，患者打嗝明显，胃壁不能很好地伸展时也应该考虑皮革样胃癌。

　　不同的患者患癌风险不同。因此在检查过程中，要识别萎缩性胃炎状态、胃癌的患癌风险以及病变的肉眼特征、容易出现癌的部位等。

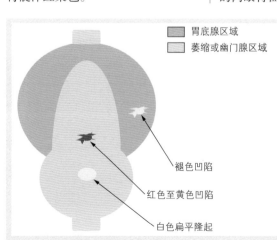

　　胃底腺区域
　　萎缩或幽门腺区域

褪色凹陷

红色至黄色凹陷

白色扁平隆起

图 23.1　存在萎缩性胃炎的病例需要注意的内镜所见

难以确定胃癌的边界时,可以在癌灶处喷洒L-薄荷醇和薄荷油!

O_b

Observation
Tips

引地拓人（福岛县立医科大学附属医院　内镜诊疗部）

在行上消化道内镜检查时，我会在胃窦部喷洒 L- 薄荷醇和医院自制的薄荷油以抑制胃的蠕动。

有一次在喷洒薄荷油后发现了原来并没有发现的胃窦部胃癌[1]。

NBI 放大内镜对于胃癌的边界判定的效果是无可争议的。但是在诊所以及小的医院可能没有上消化道放大内镜，在这样的地方进行内镜检查时，有可能遇到不好确定病变边界或者由于病变大小不好判断，喷洒靛洋红和 NBI 非放大内镜下都不好判断的病例。

这时候可以尝试在病变部位喷洒 L- 薄荷醇或者薄荷油，可以从活检钳道直接喷洒。喷洒后胃癌会不可思议地浮现出来（图 24.1）[2-3]。

这个方法，一定要尝试。

参考文献

[1] Kikuchi H, et al. Clinical application of L-menthol in the upper gastrointestinal endoscopic procedure. Fukushima J Med Sci 61（2）: 160-166, 2015

[2] Hikichi T, et al. Utility of peppermint oil for endoscopic diagnosis of gastric tumors. Fukushima J Med Sci 57（2）: 60-65, 2011

[3] 藤城光弘，他.［座談会］L- メントール製剤の早期胃癌の内視鏡診断への影響について. 診療と新薬 51（4）: 381-393, 2014

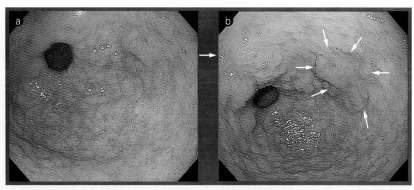

a. 喷洒前; b. 喷洒后
图 24.1 喷洒医院自制的 L- 薄荷醇后的胃镜图像

急诊内镜检查的操作方法

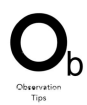

Observation
Tips

吉村大辅（济生会福冈综合医院　消化内科）

在为呕血和黑便等原因引起全身状态不稳定的患者进行急诊内镜检查时，需要对呕吐物、粪便进行恰当"解读"以提供安全的检查。

如果是新鲜出血，一般是食管和胃 - 食管交界区（有时候是口腔）的病变（静脉瘤或贲门黏膜撕裂）；如果呕吐物是黑色，则为胃、十二指肠的出血性病变；如果是持续黑便而胃内未发现异常时，要将内镜插入至十二指肠降部以下进行检查。根据出血的状况预测出血部位是高效率的临床路径。

这时候由于胃内可能有很多出血和内容物残渣，所以检查顺序也和筛查病变时有所不同。

首先观察口腔，之后插入内镜观察食管、胃 - 食管交界区（图25.1 ①），然后在最低限度注气下直视胃小弯侧，到胃角后（图 25.1 ②），稍向上旋转镜角俯视胃角后进入胃窦及十二指肠球部（图 25.1 ③）。

在十二指肠球部先用水进行充分清洗并确认是否有新鲜血液后，谨慎地进入十二指肠降部，同样用水进行清洗（图 25.1 ④⑤）。

回到胃内后，轻柔地反转内镜（图 25.1 ⑥）仰视胃小弯并回到胃底，确认溃疡好发部位——胃体上部后壁（图 25.1 ⑦）。采用这种观察顺序能很好地观察发生出血性病变频率高的部位，可以找到出血的大部分病变。

综上，急诊内镜检查和筛查内镜检查的观察方法是不一样的。

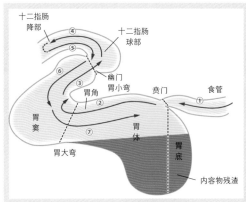

图 25.1　急诊内镜检查的观察顺序

寻找"发黄"的胃癌

Ob

Observation
Tips

平泽俊明（癌研有明医院　消化科）

　　进行上消化道内镜检查时容易发生漏诊。据报道，胃癌的漏诊率为 5%~26%，经验少的医生更容易漏诊胃癌[1]。

　　发现胃癌的技巧是要关注黏膜的颜色改变、表面结构变化、自发性出血、黏膜下血管透见消失等征象（图 26.1）。关注颜色改变时一定要注意该部位和周围黏膜的细微差别。在教科书上写着早期胃癌的颜色改变主要为发红、白色、褪色等，实际上经常会出现呈黄色的癌症病变。

　　这种黄色并非就是"黄色"，而是和周围黏膜比较起来略显发黄而已。

　　在内镜检查中关注这些细微的颜色变化可以提高胃癌的发现率。

参考文献

[1] Hosokawa, et al. Difference in accuracy between gastroscopy and colonoscopy for detection of cancer. Hepatogastroenterology 54（74）：442-444, 2007

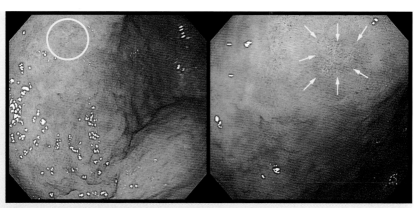

图 26.1　胃体下部前壁的早期胃癌（0~IIc, 4 mm, tub1, M, UL0）

诊断技巧　D₁

治疗技巧　T₁

心态的培养　M₁

来自其他科室的建议　A₁

观察技巧　O₁

白光检查中容易忘记的观察要点

滨本英刚（永山消化内镜内科）

Ob

Observation
Tips

于白光下观察的重点依然是把握病变整体。不按照观察要点进行检查就有可能遗漏重要的表现。检查过程中忘记检查要点，甚至慌张地问"该照哪里？"一定会在事后出现"坏了，没有那里的图片"的情况。

大家在观察过程中要关注以下5个要点。

首先，拍摄病变的远景、中景、近景（第1点），仰视、俯视等各个方向（第2点）。其次，从正面、斜面、切线方向观察（第3点）。

• 正面：要关注与背景黏膜的颜色差别、黏膜下血管透见消失。

• 斜面：隆起的高度和形状（平缓、急剧），凹陷的深度和基底的形状。

• 切线方向：捕捉管腔弧度的变化，有无僵硬。

然后，从病变的中央向周边沿着病变的范围进行观察（离心式观察），之后再次从病变的周边向中央观察（向心式观察）（第4点）。这个时候要同时观察病变的背景黏膜。

最后，一边调整空气量一边观察病变弧度的变化和病变的硬度、皱襞前端的表现（变细、棍棒样肿大、融合）和走行异常（第5点）。要点是尽量吸气后一边注气，注气量应从少量到中等量再到大量（注气量要根据胃大弯皱襞消失的程度或者能够观察到皱襞间的程度而定），一边连续拍摄（图27.1）。

在检查前按照观察要点进行模拟训练，并将这些要点应用到精细检查中，在白光观察后锁定目标，之后再进行放大内镜以及超声内镜检查。

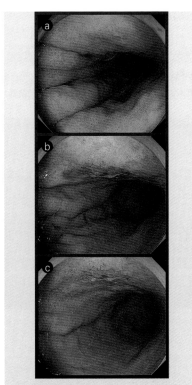

a. 少量；b. 中等量；c. 大量
图 27.1　空气量不同引起的内镜图像的变化

白光观察中的重要事项

大久保政雄（山王医院 消化中心）

随着图像增强内镜检查（image enhancement endoscope，IEE）的发展，对于病变的性质及范围的诊断水平也在不断提升。尤其对于食管，推荐在进行食管癌筛查的时候使用 IEE。IEE 需要更强的光。在进行目前依然是主流的白光观察时，强光的照射会出现反光而妨碍对黏膜的详细观察。在进行白光观察时，重要的是先观察病变全貌，然后在与病变保持合适的距离下，在病变口侧不出现反光的状态下集中观察需要观察的部位。

我院把内镜的测光模式设定为 PEAK。在行 NBI 时会感觉较暗，但是在白光下近距离观察黏膜表面结构及血管构造时不会反光，而且能够突出黏膜颜色的对比，容易观察到病变整体的异常表现，也更容易进行详细的观察。见图 28.1。

采用 auto 模式，由于反光会使近端图像变得模糊。采用照射强光后曝光的办法，也由于反射光会妨碍对黏膜正面性状的正确观察。见图 28.2。

另一个注意点是注气量。在进行癌症筛查的时候将空腔脏器充分伸展开是必要的，但是如果注气过度会不利于观察表浅病变。只有在适当的气量下检查，才能发现在难以识别的高度差和病变边缘，病变的血管网异常（中断等）。然后吸出空气后再次确认病变，最后用 IEE 确认。这样的操作具有时间效率，尤其是在行食管 NBI 观察时不清楚是炎症、癌还是伪影的情况下效果更好。

无论是何种脏器的内镜检查，进行白光观察时最重要的是在合适的距离下观察病变整体的异常情况、调整光的投照模式以及注气量。

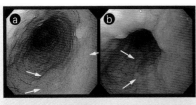

a. 病变全貌，血管网（箭头）中断，存在可疑之处；b. 吸气后界线（箭头）更清楚
图 28.1　H260 型（奥林巴斯公司），PEAK 测光模式下观察的图像

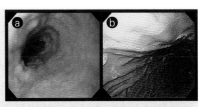

a.NBI 下观察到广泛的棕色区域，病变范围广，残留正常血管，病变难以识别；b. 在 auto 测光模式下，接近时出现黏膜反光，观察不清（黏膜表面残存的黏液要用含消泡剂的水清洗干净）
图 28.2　NBI 和 auto 模式下观察的图像

观察技巧 O₁

诊断技巧 D₁

治疗技巧 T₁

心态的培养 M₁

来自其他科室的建议 A₁

进行普通内镜检查时，是否做到了无遗漏的观察？之一

若槻俊之（冈山医疗中心　消化内科）

Ob

Observation Tips

在进行常规胃镜检查时，大家都用多少时间呢？3分钟、5分钟还是10分钟？无论用了多长时间，如果病变未进入视野就不能被发现并做出诊断。换句话说，如果不是在恰当的距离和角度进行观察，就可能遗漏病变。

接下来介绍观察容易漏诊的胃体后壁的2个技巧：胃体上部后壁观察技巧；胃体上部后壁"J"形反转观察。

反转观察胃体中下部后壁时用向左的旋钮进行正面观察。

◎ 在"U"形反转观察胃体上部后壁时，部分胃体上部后壁会被内镜遮挡（图29.1）。因此，在进行"J"形反转时，要稍微右旋镜角，将内镜轴左旋约30°以观察贲门部（图29.1b），再将内镜推进一点，观察胃体上中部后壁，这是无死角观察的要点！是不是看到在图29.1a、b及图29.2中没有看到的吸引痕迹可以在图29.1c中被观察到？

◎ 有些医生在切线状态下观察胃体后壁，这是危险的（图29.2a）。要尝试左旋镜角，从正面进行观察（图29.2b）。

当然，将胃内的黏液及气泡清洗干净是最基本的，通过调整注气量从各种角度进行观察，从背景黏膜入手并对高危区域进行重点观察是毋庸置疑的。

在此基础上，重要的是要了解内镜观察本身容易形成的死角并掌握观察这些死角的方法。

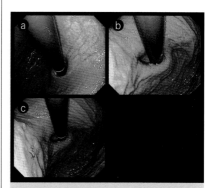

图 29.1　a. 胃体上部"U"形反转观察，后侧壁部分被内镜遮挡；b. "J"形反转＋右旋钮＋旋转内镜轴30°；c. 从图 29.1b 的位置稍推进内镜，可以观察到胃体上部后壁

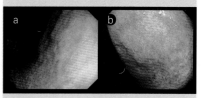

图 29.2　a. 胃体后壁容易处于切线位置；b. 有必要通过使用左旋钮进行正面观察

进行普通内镜检查时，是否做到了无遗漏的观察？之二

若槻俊之（冈山医疗中心 消化内科）

Ob
Observation
Tips

贲门部的观察要使用左右旋钮消除死角！

在用"J"形反转观察贲门时，要将内镜轴旋转30°，但是单纯这样操作会使贲门前后壁被内镜遮挡（图30.1 红色、蓝色箭头所指的区域）。为了观察被内镜遮挡的部分，要右旋镜角将内镜移向图像右侧。

这样就很容易观察贲门部前壁红箭头所指的部分（图30.2），还可以直视在这个视野中容易被漏掉的贲门下方小弯侧。

将内镜轴进一步左旋90°，这次左旋镜角将内镜移向画面的左侧，这样可以无死角地观察图像中贲门后壁侧的蓝色箭头的区域（图30.3）。

在内镜进到胃窦时观察胃角前后壁！

容易被忽略的观察不到的部位是胃角背侧前后壁。在胃体下部进行直视观察时胃角背侧前后壁会被胃角掩盖而成为死角（图30.4中黄色箭头所指区域）。在内镜进入胃窦时有可能直视胃角背侧后壁（图30.5），因此，这时候要有意识地进行观察。

对胃角背侧前壁的观察要在观察胃窦前壁时稍微退出内镜的状态下完成，这样就可以避免出现观察死角（图30.6，黑色箭头所指的血管在图30.4中并没有显示）。

行内镜检查时，常常在没有看到胃角背侧的状态下就观察下一个区域，因此这里是容易漏诊的部位。

在做内镜检查指导时，有时候需要把拍摄到的图像打印并排列起来，看看对哪个部位观察得不充分。

我认为，清楚自己的观察习惯，知晓容易形成的观察死角是非常重要的。

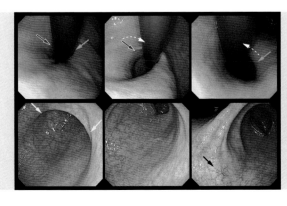

图30.1（左上） 被内镜遮挡的贲门前后壁
图30.2（中上） 右旋钮
图30.3（右上） 左旋钮
图30.4（左下） 胃角背侧前后壁
图30.5（中下） 胃角背侧后壁
图30.6（右下） 胃角背侧前壁

观察技巧 O_b

诊断技巧 D_i

治疗技巧 T_r

心态的培养 M_e

来自其他科室的建议 A_d

放大内镜检查不能缺少靛洋红染色

竹内洋司（大阪国际癌症中心　消化内科）

NBI 和 BLI 等基于器械的 IEE 不需要喷洒染色剂，结合放大内镜观察可以看到微血管结构以及表面微结构，目前广泛应用于日常的内镜诊疗中，甚至有些医生认为不需要靛洋红染色。

但是，由于放大内镜的观察视野小，单纯用放大内镜而不是观察病变整体形态就像只见树木不见森林，有时候会导致误诊。因此观察病变的整体形态是很重要的。

另外，对病变的所有区域进行放大观察也费时费力，因此正确的方法是在进行非放大观察后掌握病变整体形态的基础上，再放大观察需要进一步观察的部位。当然对于浸润深度的诊断中的胀满感和平盘样隆起等表现也要在非放大内镜下评估。

在对于病变整体形态的判定中，病变的凹凸不平、颜色改变、细微的形态学特征是主要观察点，在靛洋红染色下观察这些病变的整体形态是重要的（图 31.1）。在结肠肿瘤的诊断中，靛洋红染色虽然不如结晶紫染色精细，但还是可以评估腺管开口的形态。我认为无论如何，靛洋红染色的图像是精美的，您不这样认为吗？

进行放大内镜观察，由于内镜和透明帽的前端的接触会引起病变发红、黏膜出血及水肿而影响后面的非放大观察。做靛洋红染色时，如果用注射器直接从钳道进行喷洒而不是用喷洒管并不会用太多的时间，同时靛洋红染色还有一个优点是不会影响其后进行的特殊光下的放大内镜观察。

因此，在进行放大内镜检查前一定要用靛洋红染色看一看。

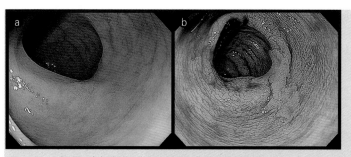

图 31.1　a. 靛洋红染色前的图像；b. 靛洋红染色后的图像

进行常规内镜观察时
不要忽视靛洋红染色

港洋平［卡罗林斯卡学院临床医学系丹德吕德医院　外科（Karolinska Institute, Department of Clinical Sciences, Danderyd Hospital, Division of Surgery）］

Observation
Tips

　　最近有部分年轻医生会在发现病变后马上切换为 IEE 模式，并使用放大内镜进行观察。

　　稍等一下，是不是忽视了染色内镜呢？

　　在对胃的观察中通常使用靛洋红染色，尤其是在诊断病变范围中使用会有事半功倍的效果（有时候比 IEE 和放大内镜更有效）。

　　由于不与病变直接接触，就可以观察到病变的整体形态，因此在治疗过程中也有很好的作用。

　　下面，我来介绍一下关于靛洋红染色操作的 2 个技巧吧。

◎ 调整浓度。

◎ 稍等一会儿观察。

　　先让我们看一下图 32.1 和图 32.2，是不是看起来 2 幅图中的病变截然不同，甚至觉得进行的不是同一项检查？

　　下面是这样操作的理由。

◎ 靛洋红染色在低浓度时会突出病变的轮廓，高浓度时可突出细微的凹凸变化。但是，浓度过高时由于黏稠性增加，凹凸变化会变得不明显。可以将 0.4% 靛洋红原液稀释 4 倍，最低稀释 2 倍。

◎ 由于胃壁的伸展造成肿瘤部位的黏液分泌和正常部位不同，这使靛洋红在病变部位被褪去，使轮廓看起来更鲜明。所以在喷洒靛洋红后，要让胃壁再伸展一次以刺激黏液分泌，因此需要等一会儿再观察。

　　由淡到浓、伸展胃壁、等待 30 秒，下次操作时一定要试一试。

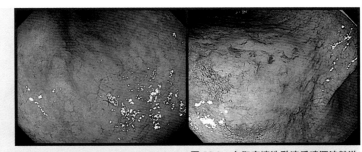

图 32.1　胃角前壁在萎缩边界线附近存在范围欠清楚的表浅隆起型病变　图 32.2　在彻底清洗黏液后喷洒浓靛洋红（由 0.4% 的靛洋红原液稀释 4 倍改为稀释 2 倍）后观察 30 秒

用一个注射器喷洒整个胃的靛洋红染色法

O_b

Observation
Tips

滝沢耕平（静冈县立静冈癌症中心　内镜科）

在我们医院，进行第一次胃镜检查的时候一定要对全胃进行喷洒染色剂观察。我想很多医院是用喷洒管进行的，而在我们医院是使用1~2个注射器进行短时间、高效率的全胃染色剂喷洒。下面介绍这一技巧。

首先我们医院是由药剂科配制靛洋红试剂（0.4%，500 ml）（图33.1中左侧瓶，是用靛洋红20 g，加纯净水，共5000 ml）。在检查当日早晨在每个检查室预备染色剂（在1支25 ml注射器中吸入10 ml靛洋红 +10 ml水）（图33.1中右侧）。在常规观察后采取以下顺序用注射器直接从钳道喷洒靛洋红。

◎ 适当吸出胃内气体。

◎ 在胃窦大弯（幽门轮附近）处分几个部位用力喷洒。

◎ 用吸入空气的注射器将钳道内残留的靛洋红在胃体下部小弯侧用力推出。

◎ 稍微注气后观察，看到未被喷洒到靛洋红的区域时，要将胃内空气全部吸出来（在内镜反转状态下将穹隆部空气完全吸出后，直视下一边吸出气体一边吸气边退回到食管），使存留在穹隆部的染色剂流到全胃。

◎ 再次注气后观察，仍然存在未被靛洋红染色的部位（胃体上部小弯后壁等）时，不要犹豫，再用1支靛洋红染色剂。

要点是利用重力和水流的方向喷洒。另外如图33.2所示，不要垂直于胃壁喷洒，要稍微倾斜，就像倒水桶里的水一样大范围喷洒。

我们医院通常用2支靛洋红染色剂就能喷满全胃，这样就可以不用喷洒管了。大家可以尝试一下。

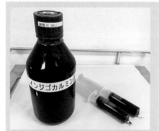

图33.1　将靛洋红10 ml和水10 ml吸入注射器中备用

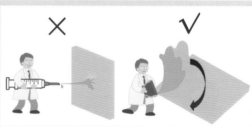

图33.2　不是垂直喷洒，而是稍微斜着大范围喷洒

靛洋红染色前先喷洒乙酸

Observation
Tips

落合康利（庆应义塾大学医学部肿瘤中心　微创治疗研究开发部）

　　我们常常使用白光、靛洋红染色、NBI放大等各种方法进行早期胃癌病变范围的诊断。

　　即使这样，还经常会遇到界限不清或不好明确范围的病变。这时候，可以尝试在靛洋红染色前喷洒乙酸。

　　会出现不可思议的结果。可以看到原来看不清楚的病变部位在喷洒乙酸后明显地突显出来。

　　目前认为出现这一现象的原因是癌和非癌部位的黏液分泌有差别。和单独使用靛洋红染色比较，先采用乙酸处理过的靛洋红染色部位的界限会变得更加清楚。

　　这种方法不仅对于边界不清的病变有效，对于范围较大的、难以详细观察的病变也可以轻松地了解其全貌（图34.1、34.2）。

　　有时候在全胃进行乙酸喷洒还可以发现漏掉的病变。

　　注意点是喷洒乙酸后会出现黏糊糊的状况，因此在喷洒前要将气泡等清洗干净。

　　可以在需要的时候试一下。

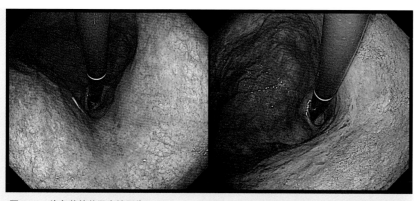

图34.1　染色前的普通内镜图像　　　图34.2　乙酸处理后进行靛洋红染色的图像

观察技巧 O₆

诊断技巧 D₁

治疗技巧 T₁

心态的培养 M₆

来自其他科室的建议 A₆

诊断胃癌病变范围需使用乙酸＋靛洋红染色时……

佐野村洋次（县立广岛医院　内镜科）

Ob
Observation
Tips

在白光（图 35.1）、靛洋红染色、NBI 放大观察的基础上，乙酸＋靛洋红染色（图 35.2）也常常被应用于早期胃癌的范围诊断中。

我也觉得这种方法是有效的，但是在观察时需要注意以下几点。

◎ 在喷洒乙酸前一定要再次将黏液冲洗干净！

→ 冲洗黏液是所有观察的基本操作，但是在喷洒乙酸前一定要再冲洗一次。

◎ 在喷洒乙酸前一定不要让内镜蹭到病变周边！

→ 做 NBI 放大观察时，如果蹭到黏膜，在乙酸＋靛洋红染色时被蹭到的部分会呈现红色，容易发生误诊。在乙酸喷洒后也是一样的，不要让内镜蹭到黏膜，也不

要在吸引胃内空气时让病变和对侧胃壁接触。

◎ 不要使用喷洒管，直接用注射器喷洒！

→ 如果使用喷洒管会造成病变和全胃都有气泡而导致观察困难。

◎ 刚喷洒时可能范围并不清楚，这时候要等 2~3 分钟！

→ 目前认为乙酸＋靛洋红染色是利用癌组织与周围正常组织对乙酸刺激的黏液分泌不同的原理设计的染色方法，因此需要等一会儿才会有相对发红的病变突显出来。

在做 ESD 时，可以先在 NBI 放大观察下进行标记后，再次喷洒乙酸＋靛洋红确认范围。这一方法可以再次确认 NBI 放大观察的准确性，这样会更放心。

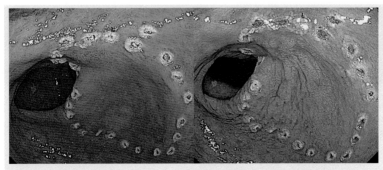

图 35.1　白光观察　　　　　图 35.2　乙酸＋靛洋红染色观察

EUS 画质不好时要确认的内容

Observation
Tips

吉永繁高（国立癌症研究中心中央医院　内镜科）

大家在做超声内镜检查（endo-scopic ultrasonograph，EUS）时，偶尔会觉得"奇怪，画质不太好，EUS 图像不应该这样吧？"当然也许是我们的技术问题，但也可能是其他问题。

◎ 频率是否合适？

我们要根据病变选择合适的频率，比如，对于早期癌要选用如 20 MHz 这样的高频超声，大的黏膜下的肿瘤选择 12 MHz 的超声，如果是胰腺等器官要用 5 MHz 和 7.5 MHz 的低频超声才能获得很好的画质。

◎ 增益、对比是否合适？

也许会有个人习惯，但是也有必要根据病变做调整。因为有可能是按照前一个操作者的习惯做了设置，所以一定要在进行检查前确认。

◎ 是否做了正规的保养？

图 36.1 是检查位于幽门轮病变的图像，可以看到左侧 EUS 图像略显模糊，看不清楚是什么。右侧是探头前端的图片。稍微保养一下就可以看到图 36.2 那样清楚的图像。

图 36.1 和图 36.2 探头前端图像的差别在提示框中有显示。

我们仔细观察一下图 36.1 的箭头处，看到探头内进了气泡。随着时间的延续，机械式环扫小探头内有可能出现气泡。专用超声内镜是可以补充液体的，但是小探头不能。

因此在探查前要手持距前端约 30 cm 的部位，将前端部朝下旋转，依靠离心力将液体移向前端，使气泡一过性移动，这样操作后就可以获得如图 36.2 一样清晰的图像。在保管探头时也要将前端朝下放置。

要记住，如图 36.1 中出现的这样的小气泡可以使画质变差。

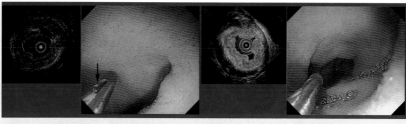

图 36.1　探头前端有气泡（箭头）　　　　图 36.2　探头前端没有气泡

LCI 下可以看到原来不易发现的病变！

土肥统（京都府立医科大学大学院医学研究科　消化内科）

Ob

Observation Tips

　　这次介绍的联动成像（linked color imaging，LCI）是将窄波光下获得图像的颜色进一步区分，使红色更红、白色更白。由于图像效果和白光相似，在远景观察也有足够的亮度，因此适合用于病变筛查。

LCI 模式下的肠上皮化生表现

　　幽门螺杆菌感染的诊断。在 LCI 模式下肠上皮化生呈薰衣草色，比在白光下更容易诊断（图 37.1 a、b）。在 LCI 下幽门螺杆菌感染造成的胃底腺黏膜弥漫性发红更明显，因此比在白光下更容易诊断（图 37.1 c、d）。与白光比较，根除幽门螺杆菌后特有的地图状发红在 LCI 下更明显（图 37.1 e、f）。

LCI 模式下的早期胃癌表现

　　图 37.2 是在 LCI 模式下早期胃癌的检查图像。由于是根除幽门螺杆菌后发现的胃癌，在白光模式下很难被发现，但是在 LCI 模式下可以看到地图状发红的区域出现了变为橙色的部位，这个变为橙色的部位是胃癌，这使病变的识别变得更容易了。当在 LCI 模式下发现在地图状发红中出现橙色区域时，我们要怀疑存在根除幽门螺杆菌后的胃癌的可能性，需要更仔细观察。

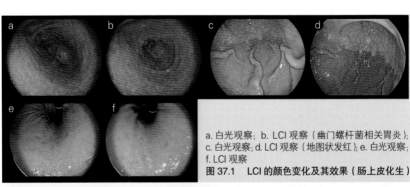

a. 白光观察；b. LCI 观察（幽门螺杆菌相关胃炎）；
c. 白光观察；d. LCI 观察（地图状发红）；e. 白光观察；
f. LCI 观察
图 37.1　LCI 的颜色变化及其效果（肠上皮化生）

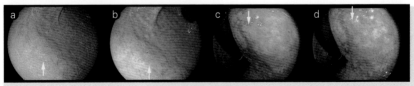

a. 白光观察；b. LCI 观察；c. 白光观察；d. LCI 观察。a、b 为胃体下部前壁，c、d 为胃体中部后壁
图 37.2　LCI 的颜色变化及其效果（胃癌）

软式内镜就像钓鱼竿

Ob
Observation
Tips

内多训久（高知红十字医院　消化内科）

　　钓鱼是用轻握鱼竿的手去感知眼睛看不到的水中鱼钩前端的细微改变。

　　作为软式内镜的消化内镜也和钓鱼竿一样，通过握着内镜的右手去感知各种眼睛看不到的信息。

　　这些信息就是内镜是否扭曲、是否起了一点袢、内镜前端的力量传导等。

　　但是右手施加了不必要的力量就会使这些感觉消失。尤其对于初学者，很容易使用不必要的力量，这样就会失去右手细微的感觉。

　　不要使用不必要的力，用右手去感受在监视器上看不到的感觉是非常重要的。

　　所有的内镜检查的操作方法都是相通的，胃的放大内镜检查也是一样，要用右手去感受内镜的状态，在接近病变的过程中，尽量不要使镜身扭曲、打弯，让内镜在自然状态下接近黏膜并保持稳定。这样即使右手离开内镜，单用左手也可以进行最大放大倍率的观察。

　　能用单手操作内镜的状态是最好的状态。

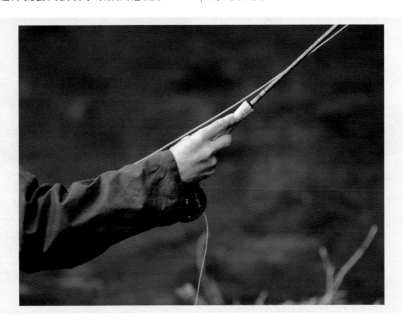

观察技巧 Ob

诊断技巧 Di

治疗技巧 Tr

心态的培养 Me

来自其他科室的建议 Ad

胃放大内镜检查的操作技巧

内多训久（高知红十字医院　消化内科）

Observation
Tips

　　您是不是困惑于不能拍到很好的放大内镜图片呢？都说拍摄很难，事实上胃的放大内镜检查的根本是在进行放大观察前的准备，这决定了成功的70%。

　　影响放大内镜观察的因素包括黏液、伴有少量出血的纤维蛋白、食物残渣、混有消泡剂的污水等，因此彻底清除这些是非常重要的。

　　首先在检查前要使用抑酸剂（质子泵抑制剂和 H_2 受体阻滞剂）抑制炎症造成的黏液分泌；检查时要将包括病变以外部位的整个胃清洗干净；还有要轻柔地喷洒靛洋红；观察后也要清洗干净等。

　　我认为可能有不少医院省略了喷洒靛洋红这一步，但是由于靛洋红可以使黏液着色，这样在清洗靛洋红的过程中还可以间接地把常规观察未发现的黏液清洗掉。也就是说为了获得更加清晰的放大内镜检查图片，还是要先做染色内镜观察，然后将靛洋红彻底清洗干净，这是非常重要的。见图39.1。

　　其次是伴随出血出现的纤维蛋白。当然，轻柔地操作以避免出血的技术是重要的。但是，即使是很

少量的出血也会造成纤维蛋白附着于黏膜表面，这样是相当麻烦的。即使有人认为"出血量少，不会成为问题"也要不厌其烦地清洗干净。

　　最后，在进行放大内镜检查时一定要使用生理盐水。这样会减少黏液的分泌量，也可以减少内镜与黏膜的摩擦，使放大内镜的检查过程更加顺畅。

　　这些是大家都可以做到的，一定要试一下。

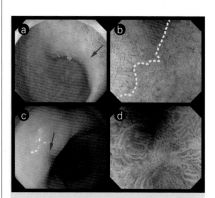

图39.1　a.常规内镜下可见范围从胃体下部到胃角的表浅生长型肿瘤。病变口侧的界限不清，红色箭头所指为表浅生长部分。b.a的红色箭头部位的放大内镜下所见，黄色虚线为"边界线"，为根据微血管形态的不同而确定的边界。c.常规内镜观察所见。胃角前壁的凹陷型病变，常规内镜观察下难以诊断为胃癌。红色箭头所指为表浅生长部分。d.c的红色箭头部位的放大内镜下所见，可见沿着凹陷部位有明显的异常血管

推荐在胃内放大内镜水下观察法中使用 2 个注射器

藤原昌子（福冈大学筑紫医院　消化内科）

正如八尾等[1]的报道，在进行胃镜 NBI 放大观察时采用水下观察法具有去除反光、提高分辨率、避免出血等优势。

在我们医院主要使用在黑色软帽内注满水的水下观察法，这个过程中可以使用注水泵或注水装置，但是我用注射器注水。

首先，准备 2 支 50 ml 的注射器吸入 0.9% 的生理盐水（蒸馏水）（图 40.1）。

在行 NBI 放大观察时，先充分吸出胃中的空气再接近观察对象，在最大放大倍率下贴上黏膜后，使用注射器从钳道注入生理盐水。不需要使用注水泵和注水装置，这样不仅节省准备时间，还能轻松完成水下观察。

使用生理盐水会增加患者的盐负荷，尤其对于高龄者，因此在完成检查后要吸出生理盐水。如果仅仅是 2 支注射器的量，很快就可以吸引完毕。

参考文献
[1] 八尾建史，他. 手技の解説　胃粘膜微小血管構築像をターゲットにした胃拡大内視鏡観察手技. Gastroenterol Endosc 50（4）: 1145-1153, 2008

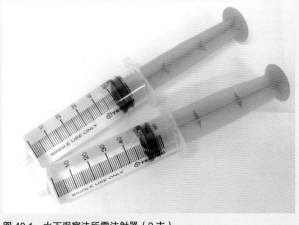

图 40.1　水下观察法所需注射器（2 支）

NBI 放大内镜水下观察法的最大倍率放大技巧

上山浩也（顺天堂大学医学部　消化内科）

近年来，我国（日本）确定了早期胃癌放大内镜诊断法[1]。

我们医院使用 Yao 等[2-3]提倡的 VS 分型系统进行胃癌的诊断，下面给大家介绍一下应掌握的最大倍率放大技巧。

使用器材及其设定

内镜：GIF-H260Z 型，黑色软帽为 MAJ-1990 型，设定为 mode B level 8 模式，前方注水功能为 OFP 模式（自动注水，自来水或生理盐水）。

流程（视频 41.1）

◎ 用蛋白酶消除黏液，进行常规观察后，一边调整空气量（注意不要伤及病变）一边使用吸引法垂直接近病变，用最大放大倍率观察边界线（demarcation line）内部区域。

◎ 在最大放大倍率下，轻踩脚踏板用 OFP 模式（自动注水）在黑色帽内注满不含消泡剂的自来水或生理盐水，用微量吸引、微量注水等细微的内镜操作调节好内镜焦距。

◎ 在这一状态下观察病变全周，要谨慎地注水避免伤及病变，就像内镜在病变上的一层水膜上滑动一样，一点一点地移动内镜并留取图像。

参考文献

[1] Muto M, et al. Magnifying endoscopy simple diagnostic algorithm for early gastric cancer（MESDA-G）. Dig Endosc 28（4）: 379-393, 2016

[2] 八尾建史. 胃粘膜における NBI 併用拡大内視鏡所見の成り立ちと診断体系（VS classification system），胃と腸 46（8）: 1279-1285, 2011

[3] Yao K, et al. Magnifying endoscopy for diagnosing and delineating early gastric cancer. Endoscopy 41（5）: 462-467, 2009

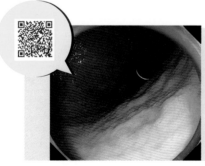

视频 41.1　NBI 放大内镜水下观察法的流程

放大观察困难病例的
最大倍率放大技巧（充满法）

上山浩也，赤泽阳一（顺天堂大学医学部　消化内科）

Ob
Observation
Tips

　　在前篇《NBI 放大内镜水下观察法的最大倍率放大技巧》中已经介绍了水下最大倍率放大的基本方法，但是在实际操作中难免会遇到放大观察困难的情况，其中观察困难的部位包括胃体上部大弯至胃底，还包括隆起型病变。

　　观察困难的主要原因是，即使用黑色前端帽也不能保持内镜与病变的距离不变，导致不能在水下最大倍率下拍摄图片。这时候可以采用另一种有效方法——充满法（视频 42.1）。

胃体上部大弯至胃底的病变

　　用蛋白酶洗净病变和整个胃后，在常规观察结束后持续吸出胃内的空气直到接近病变并关闭内镜的注气功能。和 EUS 一样，要一边吸引多余的空气一边注水，维持胃内注水状态可以减小心脏搏动及呼吸的影响，使在水下放大观察成为可能。

隆起型病变

　　对于明显的隆起型病变，如果使用前端帽内注水法，由于病变本身易挤入帽内，容易造成出血而不能观察。这时候使用前述的充满法就不会伤及病变，使观察成为可能。

　　请大家一定要试一试！

注：使用器材及其型号，内镜为 GIF-H260 型，黑色软帽为 MAJ-1990 型，设定为 mode B level 8 模式，前方注水功能为 OFP 模式（自来水或生理盐水），内镜检查图像见图 42.1 和图 42.2。

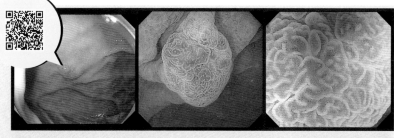

视频 42.1　NBI 放大内镜观察（充满法）　　**图 42.1　NBI 放大内镜观察法（低倍放大）**　　**图 42.2　NBI 放大内镜观察法（高倍放大）**

观察技巧 O_b　　诊断技巧 D_i　　治疗技巧 T_r　　心态的培养 M_e　　来自其他科室的建议 A_d

"凹"和"沟"的奇妙关系

川村昌司（仙台市立医院　消化内科）

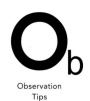

Observation
Tips

　　每天的内镜诊疗，大家辛苦了。那么，今天和大家谈谈胃镜检查的放大观察。

　　为了提高诊断能力，我们都要进行内镜与组织病理图像的对比，在实际操作中是不是会有两者很难对上的情况呢？

　　有时候难以在组织病理学上判断在放大观察下的"凹"和"沟"（也叫groove villi样图像）的腺管开口部是哪里。

　　如图43.1所示，"凹"和"沟"就像切蛋糕后的垂直断面。

　　技巧就是"凹"的组织病理图像表层（小凹间部）是水平的，腺管开口部的入口是陡然直立的（图43.2a），"沟"的组织病理图像表层（小凹间部）呈山峦样（指状），腺管开口部圆滑且柔和（图43.2b）。

　　怎么样？能从组织病理图像推测内镜图像、从内镜图像推测组织病理图像了吗？

　　刚开始要从简单的病例开始，然后循序渐进。

　　"事实永远是唯一的！"

　　在进行放大内镜与组织病理图像对比时，让我们用"切蛋糕的印象"思考（注意：如图43.3所示，由于不同的切开方向，组织病理图像也会发生变化）。

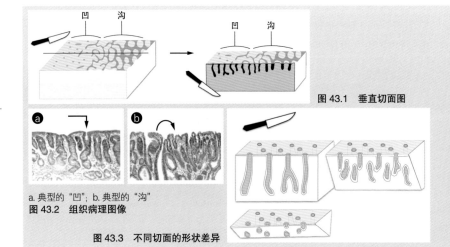

图 43.1　垂直切面图

a. 典型的"凹"；b. 典型的"沟"
图 43.2　组织病理图像

图 43.3　不同切面的形状差异

发现十二指肠表浅型肿瘤后

Observation
Tips

前畑忠辉（庆应义塾大学医学部肿瘤中心　微创治疗研究开发部）

在上消化道内镜检查过程中有时会遇到十二指肠表浅型肿瘤。

十二指肠肿瘤肉眼类型多与结肠的Ⅱc型肿瘤相似，为了确诊，往往要取活检标本。

但是活检标本并不能完全代表病变的整体，尤其在十二指肠，组织病理学诊断往往也很困难。

在我院的病例中，病变的癌变率与大小有关，10 mm以下的病变癌变率约为8%，10~20 mm的病变癌变率约为30%，20 mm以上的病变癌变率约为40%，其中大多数为黏膜内癌，黏膜下层癌仅为1.5%左右。

也就是说，具有一定大小的十二指肠表浅型肿瘤多为具有内镜治疗适应证的病变。

如果打算做内镜治疗，十二指肠和结肠一样，活检会造成黏膜下层纤维化，对治疗会有较大的影响。

即使是适合经内镜黏膜切除术（endoscopic mucosal resection，EMR）治疗的小病变，也有不少病变因在活检后形成纤维化而不得不选择ESD（图44.1、44.2）。

因此，对于考虑选择内镜治疗的病例不要随意进行活检，而应转诊到经验丰富的专科医院去。

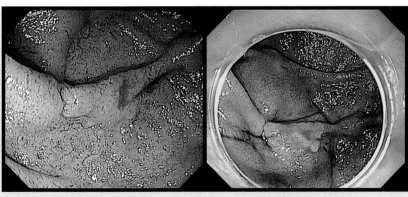

图44.1　十二指肠活检的影响（染色内镜）

图44.2　十二指肠活检的影响［局部注射时可见非抬举征（non-lifting sign）］

诊断技巧 D_i

治疗技巧 T_r

心态的培养 M_e

来自其他科室的建议 A_d

Ob

Observation
Tips

恰当的结肠镜检查频率

河村卓二（京都第二红十字医院　消化内科）

您是不是纠结过要不要推荐眼前的这名患者做结肠镜？

美国的指南[1]中规定"如果第一次内镜检查没有问题，可以在 10 年后再次检查"，但是目前日本的医疗界认为通常不能保证未来 10 年不发生病变。

那么，医生对于什么样的患者可以说"今年可以不做检查"呢？

一项研究对日本的 4 家医院进行了多中心研究，主要内容是过去 5 年的结肠镜次数和发现的结肠癌或者即将癌变的结肠腺瘤（advanced neoplasia）的关系[2]。

结果显示：如果是低风险患者（目前未发现腺瘤或者发现小于 10 mm 的 1~2 个低异型度腺瘤），且在过去 5 年间接受过 2 次结肠镜检查，在纳入的约 1400 例患者中未发现黏膜下及更深的浸润癌，advanced neoplasia 的发现率也非常低。见图 45.1。

因此，当遇到低危病变却因为担心患病而每年都接受结肠镜检查的患者，医生可以告诉他"您在过去 5 年间接受过 2 次结肠镜检查，因此您几乎没有被发现癌的可能性"。

参考文献
[1] Lieberman DA, et al. Guidelines for colonoscopy surveillance after screening and polypectomy : a consensus update by the US Multi-Society Task Force on Colorectal Cancer. Gastroenterology 143（3）: 844–857, 2012
[2] Kawamura T, et al. Relationship between frequency of surveillance colonoscopy and colorectal cancer prevention. Dig Endosc 26（3）: 409–416, 2014

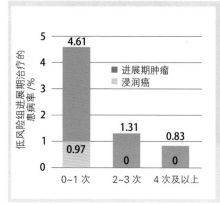

图 45.1　近 5 年结肠镜检的频率（引自参考文献 [2]，做了部分更改）

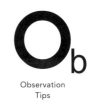

肠道准备不充分的结肠镜检查的对策

森田周子（神户市立医疗中心中央市民医院　消化内科）

　　在下消化道出血等需要进行急诊结肠镜检查时，常常会遇到肠道准备不充分的情况。

　　这时候使用经口服用的肠道清洁剂可以获得没有大便的良好视野。

　　在进镜时注入口服用的肠道清洁剂清洁肠管，在退镜时就会获得像做了肠道准备一样清洁的肠道。

　　如果有粪便附着于肠管，使用注射器和注水泵清洗，也可以清洁干净（图46.1）。

　　当然，因为可能会污染检查床，所以事先必须采取防污染的措施。

　　另外，要根据患者当时的状况、所患疾病充分考虑是否适合使用肠道清洁剂。

　　不同肠道清洁剂有不同的渗透压，因此要注意冲洗后追加注水，以调节渗透压。

　　这是我以前的领导（现札幌医科大学医学部消化内科仲濑裕志教授）的想法，是能够简单、有效地进行观察的方法，至今还记得当时觉得这个做法非常了不起。

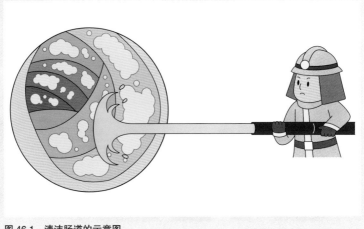

图 46.1　清洁肠道的示意图

还在翘着腿做结肠镜检查吗?

村元乔（NTT 东日本关东医院　消化内科）

在结肠镜检查中，当患者处于仰卧位时大多数医院都会要求患者"翘二郎腿"，让我们尝试一下让患者彻底伸直两腿摆成"大"字形进行检查吧。见图 47.1、47.2。

也许您会认为这样做会使进镜和治疗等操作变得困难，我一直到 2 年前也是这样想的，其实是弄反了。

没有翘着的腿妨碍，操作空间变得更大，内镜操作明显变得更容易。还有以下优点。

- 伸直两腿减少腹肌紧张，可以更有效地用手压迫。
- 患者没有必要把注意力放到翘腿上。

长时间的治疗中翘腿也有可能使下肢出现血液循环障碍。

在我们医院，这种"大"字形体位不仅应用在检查中，在 ESD 等内镜治疗中也采用这样的体位。

一定要尝试一下"大"字形体位！

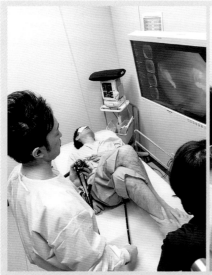

图 47.1　清洁肠道的示意图

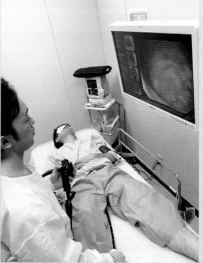

图 47.2　"大"字形体位（不用一直翘着腿）

结肠镜注水泵的活用

Observation Tips

南云大畅（行田综合医院　消化内科）

内镜科医生基本都遇到过在进行结肠镜检查时肠道准备不充分的情况。

一般情况下，大家都是用生理盐水或蒸馏水冲洗，但是在有气泡时，这样做有可能消不掉气泡或反而起更多气泡。

因此，在这里介绍一种在这样的情况下冲洗效果更好的方法。在我院，使用的是 OFP-2 型注水泵，原则上用哪种水泵都是可以的。

在一个水箱里（2 L）加入靛洋红（20 mg/5 ml）5 瓶和二甲硅油 20 ml，然后混合（以下称"混合水"）。

在结肠镜染色评估病变时常常将靛洋红（20 mg/5 ml）稀释一倍使用。我们使用的浓度虽然不能看到黏膜表面结构（类似无名沟样的网格状结构），但还是有利于观察的（图48.1）。

使用混合水还有一个好处。

近些年流行的冷圈套切除术（cold snare polypectomy, CSP）的操作中很重要的一项内容是评估残端是否残留。

图 48.1c、d，视频 48.1 展示的内容看起来像是做了 EMR，其实这是在 CSP 后用混合水冲洗后的图像，可见病变周边的结构很清晰，很容易判断是否有残留。

在开始用混合水时，我也遇到一个问题。我一般是在插镜过程中注入透明液体，几乎不注气地将内镜插入到结肠脾曲，如果使用混合水会使肠腔变为蓝白色导致内镜插入困难。

解决这一问题的方法就是使用2 个水箱（图 48.2）。插入时使用透明液体，到达盲肠后退镜时更换为使用混合水观察。

如果计算成本，采用结肠镜检查黏膜标记法（喷洒 60 个点）也是需要 5 瓶靛洋红。

注意：注水泵的使用说明中建议不使用除蒸馏水和生理盐水以外的溶液。

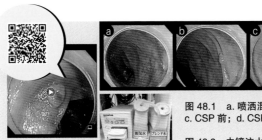

视频 48.1　CSP 操作

图 48.1　a. 喷洒混合水之前；b. 喷洒混合水后；c. CSP 前；d. CSP 后

图 48.2　内镜注水泵 OFP-2 和 2 个水箱

不要将无痛的结肠镜检查变成"痛苦"的检查

千叶秀幸（大森红十字医院　消化内科）

结肠镜的插入法应该是内镜医生永远的话题吧。

说起结肠镜检查，无痛当然是重要的，在教科书中经常写着"插入内镜时不要贸然推进内镜"，但是作为医疗检查，不漏诊才是最重要的。因此，要把皱襞拉开，必要时还要反转内镜仔细观察，即使这样做也会出现盲区。

这些盲区包括结肠肝曲、横结肠中部、结肠脾曲、降乙交界、直乙交界（图49.1）。

退镜观察这些部位时，有时候内镜会一下就退出来了。为了再次插入内镜，就有可能不得不采用推进法进镜，有时候您会不会由于患者感到疼痛，觉得观察好了而停止进镜呢？

这样的时候，要边在内心对患者说"抱歉了"边抱着"哪怕是推进内镜"的想法再看一看。

要像用内镜慢慢舔着弯曲处黏膜一样［稍微吸气＋上旋钮（＋左右旋钮）］，原来看不到的弯曲部就会奇迹般地被观察到（视频49.1）。

本来想让患者接受无痛苦的检查却成为有漏诊的检查（图49.2），从患者角度来讲当然希望检查是无痛苦的，但是作为医生应该追求的是"对患者有利的检查"。

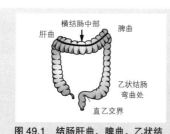

图 49.1　结肠肝曲、脾曲，乙状结肠弯曲处，降乙交界、直乙交界

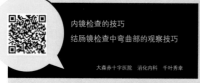

内镜检查的技巧
结肠镜检查中弯曲部的观察技巧

大森秀十字医院　消化内科　千叶秀幸

视频 49.1　结肠镜检查中弯曲部的观察技巧

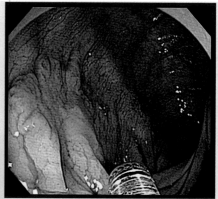

图 49.2　1 年前结肠镜检查未见异常的病例，1 年后肝曲发现 12 mm 的黏膜内癌

结肠镜插入不顺利的处理方法

梅木清孝（千叶西总医院　消化内科）

　　看起来插入结肠镜和平时一样并没有拉伸乙状结肠，但患者的乙状结肠却被拉伸了（并没有出现和平常一样的状况）。

　　这时候我会让患者改为右侧卧位并尝试进镜。如果这样还不顺利，我还会把内镜调成最软的状态，向左侧推进内镜以达到能够看到直的管腔（视频 50.1）的状态。这样会使视野变得更好，但最终还是会到达另一个弯曲从而看不到下一个管腔的位置。

　　下面是要点。

　　这时候前方的管腔会出现在画面的左上方。我们要一边注意是否存在管壁的抵抗，一边朝着左上方瞬间推进内镜。这样就会看到直的下一个管腔。这时候让患者变为俯卧位，将内镜调整为最硬的状态，一边向左侧旋左旋钮一边退出内镜就会很容易地使肠管呈直线。

　　是不是像人工做成反 α 祥呢？

　　假如操作时一直保持不拉伸乙状结肠，以相同的手法通过乙状结肠，那就把这个手法作为第二选择吧。

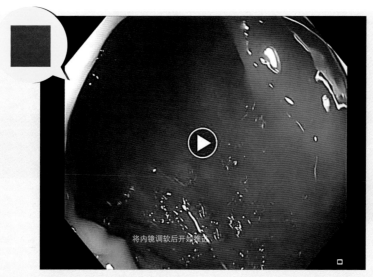

将内镜调软后开始推送

视频 50.1　结肠镜插入不顺利时……

乙状结肠不结袢的
结肠镜插入法

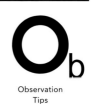

Ob

Observation
Tips

浅井哲（多根综合医院　消化内科）

您是不是也想成为无论有无麻醉都能自信地为患者提供痛苦少的内镜检查的医生呢？

这样就必须掌握乙状结肠不结袢的短缩插入法（图 51.1）。

我们曾报道过用水代替空气以确保视野的浸水法在结肠镜插入时的有效性[1]。让患者取左侧卧位，在内镜前端安装黑帽（图 51.2），在肠镜进入肛门后经钳道在直肠注入 100 ml 水（视频 51.1）。

然后将肠管内的空气全部吸出，在完全浸水下插入内镜。

最小限度地推进内镜，在通过乙状结肠时，前半段左旋内镜，后半段通过右旋内镜将前半段左旋的内镜恢复中位状态。

尝试做 20~30 例后就会有所感觉。我练习浸水法后，约 80% 的结肠镜都能采用短缩法插入。

参考文献
[1] Asai S, et al. Water immersion colonoscopy facilitates straight passage of the colonoscope through the sigmoid colon without loop formation：Randomized controlled trial. Dig Endosc 27（3）：345-353, 2015

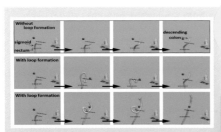

图 51.1　短缩法插入结肠镜

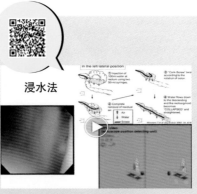

浸水法

视频 51.1　通过浸水法使肠管短缩

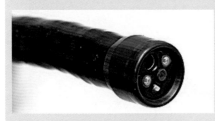

图 51.2　安装黑帽的内镜前端

Ob

Observation
Tips

采用浸水法插入结肠镜

松坂浩史（松坂内科诊所，原三信医院　消化内科）

下边介绍能顺畅、迅速地插入结肠镜的做法。

在 2010 年 5 月，我有幸在福冈听到水上健先生（久里浜医疗中心内镜部长）有关浸水法插入结肠镜的讲座。

当时我是毕业 15 年的内镜医生，我的水平还处在注意尽量减少注入空气插入结肠镜的阶段。在听到讲座后第 2 天，马上尝试了在直肠经内镜钳道注入 2 个 50 ml 注射器的温水的简单操作方法，并很快就适应了，至今已经连续 7 年使用浸水法插入结肠镜。插镜时间比未使用注水法缩短约 2 分钟，需要时间为 3 分钟左右。尤其是在乙状结肠有多发憩室的病例，在内镜通过降乙交界以前可以适当地边追加注水边进镜，最多可注入 250~300 ml 水，也可以使用注水泵通过注水通道自动注水，简便有效。

大家一定要尝试一下！

操作示例见视频 52.1。

参考文献
[1] 水上健. 体位変换による水と空気の移動を利用した "浸水法" による大腸鏡挿入と観察. 消化器科 42（6）：543-549, 2006
[2] 水上健. 極めつけ挿入法—注水と脱気による SD 移行部通過法「浸水法」. 消内視鏡 21（4）：537-544, 2009

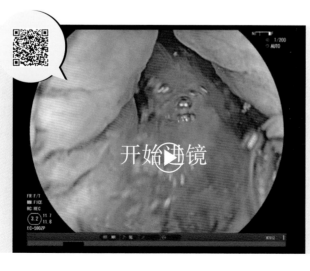

开始进镜

52.1　采用浸水法插入结肠镜

横结肠 γ 袢的解袢要点

笹岛圭太（埼玉红十字医院　消化内科）

如图 53.1 所示，和肠管真正轴的方向（实线）不同，由于结袢出现的另一条由结肠带形成的轴（虚线），与真正的结肠轴交叉，这就是横结肠形成的 γ 袢（图 53.1）。

横结肠 γ 袢常见于消瘦的女性或者有粗大肠腔的体格较大的男性。

如果不解袢而直接插入内镜，有可能插到靠近手柄部分，或者由于结肠镜长度不够而不能插入到全结肠。

由于过了降乙交界，在右旋内镜的状态下过脾曲而形成 γ 袢时，可将内镜转回到起始方向后退回到脾曲，然后在内镜略向左旋的状态下再次进入横结肠，这样就可能纠正 γ 袢。

但即使这样仍然形成 γ 袢时，可以让患者取俯卧位，一边钩住肠管一边右旋，将变成分叉样结构的肠管转到 3~5 点方向。

如果这个过程中袢被解开，会感觉到内镜变自由，同时会看到管腔靠近内镜。

然后针对 3~5 点方向的分叉部分，要将内镜略向左旋，轻柔地插

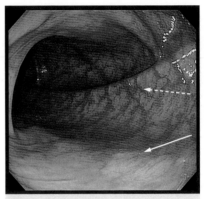

图 53.1　横结肠 γ 袢

入就能把袢完全解除。如果在左旋下插入之前就推进内镜则有可能再次结袢，因此一定要注意。

在仰卧位下解 γ 袢是非常困难的，由仰卧位变成俯卧位后，可以使内镜从重力的束缚中得到部分解放而使解袢变得轻松一些。

大家都很熟悉插入右半结肠时有意识地使用降乙交界轴保持短缩法拉直内镜后插入，但是有关横结肠 γ 袢的解袢方法在教科书中几乎没有涉及，这一方法是拉直内镜进行右半结肠插入的有效的技术。

重点是要迅速地意识到 γ 袢，然后在俯卧位下解袢。

结肠镜插入及治疗中意想不到的"陷阱"

Ob

Observation
Tips

望月晓（品川胃肠肛门内镜诊所）

　　您有没有经历过内镜插入到盲肠，插入长度是和轴保持短缩法要求一样的60~70cm，但是内镜的操作性却不理想的状况呢？

　　如果是结袢，加上袢的长度，内镜插入长度会变得更长。所以您是不是觉得当内镜插入长度和平时一样的时候是不可能结袢的呢？

　　实际上即便插入长度在60~70 cm也可能结袢或者存在能解开的袢。一般在插入长度为60~70 cm时形成的袢，大多数是肠系膜残留症的患者结袢。存在肠系膜残留症时，由于在降结肠或升结肠或两者都存在肠系膜，就可能形成结肠扭转样袢。

　　这样的袢一般可以通过左旋短缩的方法解袢，可以尝试一下（视频54.1）。

　　不解袢也可以完成结肠镜检查，但是在治疗时，尤其是进行 ESD 时会增加操作难度，会成为治疗难以完成的原因，这就是意想不到的"陷阱"。

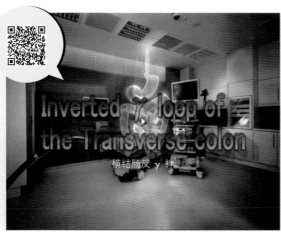

视频 54.1　横结肠反γ袢

结肠镜放大观察中有效的锁定旋钮法

池原久朝（日本大学医学部　内科学系消化与肝脏内科）

　　有很多的技巧可以帮助我们在放大结肠镜精细检查时拍摄到清晰的照片。

　　我一般采用锁定左右旋钮的方法使画面稳定（图55.1、55.2）。

　　在进行放大内镜观察时需要精细地调节焦距，常用NT管（non traumatic tube，NT tube）固定病变[1]。在锁定左右旋钮的状态下转动左右旋钮，可以做到即使在手指离开旋钮的情况下镜角仍保持固定。这样不仅可以使画面维持稳定，手指还可以离开左右旋钮，这样就可以游刃有余地采用两指法等方法进行NT管的细微调整[2]。

　　采用这种方法进行放大观察可以获得清晰的内镜图片。

　　一定要尝试一下！

参考文献
[1] 藤井隆広. 色素拡大観察のコツ― Non-traumatic tube（NT-tube）の使用法を中心に. 消内視鏡 28（9）：1471-1474, 2016
[2] Nishizawa T, et al. Control of the treatment device for endoscopy by the left hand；two-fingers method. Gastrointest Endosc 80（6）：1206-1207, 2014

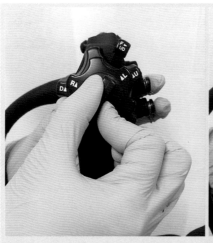

图55.1　旋钮锁定前

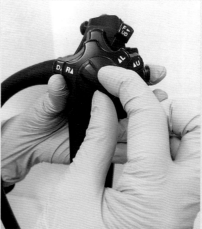

图55.2　旋钮锁定后

进行放大结肠镜观察时用 NT 管？

下田良（佐贺大学医学部附属医院　光学医疗诊疗部）

Ob Observation Tips

是不是很多年轻医生认为结肠肿瘤的放大观察"很麻烦，只做普通观察就可以了吧"呢？

不好对上焦距，NBI/BLI 观察后还可能要做结晶紫染色等，染色不熟练的时候还会染成"黑漆漆"的。

内镜放大帽可能会擦伤结肠肿瘤表面，因此不推荐在结肠检查时使用。那么，让我们来尝试使用 NT 管。

用调焦杆微调焦距有时候会很难，这时候用 NT 管按压肿瘤附近的黏膜就可固定肿瘤和镜头的距离。然后稍微拉近焦距后用 NT 管调整肿瘤与镜头的距离，对上焦距（图56.1）。

这样做可以轻松地调整焦距，在对上焦距后用左右旋钮调整视野就可以在较大的范围进行连续观察。

同时可以从 NT 管的前端喷洒染色液，在使用最少量的染色液的情况下完成染色。

操作不熟练的医生请使用稀释的染色液（结晶紫）。用稀释的染色液也可以在一定程度上观察到隐窝形态，如果染 2~3 次也能染得很充分（图 56.2、56.3）。

一定要注意不要染成"黑漆漆"的颜色！

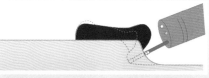

图 56.1　用 NT 管调整肿瘤与镜头的距离

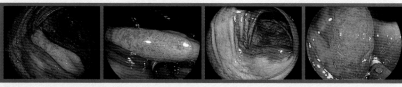

图 56.2　采用稀释的结晶紫染色液染色后的放大观察（LST-NG）

图 56.3　稀释的结晶紫染色剂第 2 次染色后的放大观察（LST-NG）

观察技巧 O_b

诊断技巧 D_i

治疗技巧 T_r

心态的培养 M_e

来自其他科室的建议 A_d

"内镜扭曲" 的对策

権勉成（厚生中央医院　消化内科）

　　和其他内镜一样，在行 ERCP 时，如果内镜形成不必要的扭曲会降低其操作性能。内镜无扭曲，处于直线状态下是不是更容易直视乳头，造影管也会顺畅地朝向胆管方向？

　　在侧视镜进到十二指肠降部时自然地会将内镜右旋 2 次［胃内（图 57.1 ①）、十二指肠内（图 57.1 ②）］。右旋的时机包括以下 2 个。

◎ 通过移行部时（所谓的"分水岭"）（图 57.1 ①）。

◎ 通过十二指肠上脚（superior duodenal angle，SDA）拉直时，锁定右旋钮（图 57.1 ②）。

　　为了抵消这 2 次扭镜并最终使内镜呈直线，要预先在食管轻柔地做 2 次左旋（按照内镜刻度，20 cm 做 1 次），将内镜旋成逆时针的状态（图 57.2）。

　　这样操作，也许明天开始乳头的位置就会发生变化。

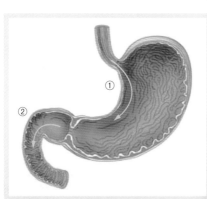

① 胃内；② 十二指肠内
图 57.1　右旋内镜的时机

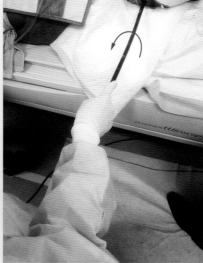

图 57.2　向左旋 2 次

在插入 SBE 时要拉紧外套管

Observation
Tips

高木亮，小桥川嘉泉（浦添综合医院消化病中心　内科）

在插入单气囊内镜（single balloon endoscopy，SBE）时，如何处理好在患者体外的外套管（sliding tube，ST）呢？

有很多文章和书中介绍了 SBE 的原理及插入法，但是很少涉及体外 ST 的处理方法。

让助手用两手拿着 ST 的口侧端远端和近端，将其拉直并保持一定的张力，然后术者进行内镜操作（图58.1，这是我的上级医生小桥川嘉泉指导的操作方法，也叫小桥川法）。

如果体外部分 ST 弯曲（图58.2），会使 ST 和内镜之间的摩擦阻力增大，传导到内镜前端的力量（推进或退出，左旋或右旋等）减弱，从而使操作性能降低。同时内镜前端的自由度降低，难以感知肠管及弯曲的硬度，导致操作者会做一些过度的操作，进而导致消化道穿孔等严重并发症发生的风险增加。

尤其是术后重建肠管（Roux-en-Y 重建和胰头十二指肠切除）ERCP 相关操作，在插入 SBE 时由于肠管和吻合部位的弯曲急剧、术后粘连等原因，这些操作要点是非常重要的。

由于 SBE 的操作时间经常会比较长，很难一直拉紧 ST。但是，这一操作会使内镜的操作性及自由度提高很多，所以一定要尝试一下。

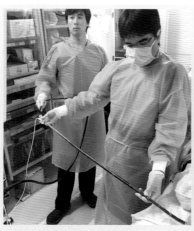

图 58.1　好的例子

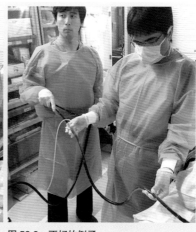

图 58.2　不好的例子

要顺利通过胆管、胰管的狭窄，与乳头保持适当的距离很重要！

松森友昭（京都大学大学院医学研究科　消化内科）

Ob

Observation Tips

对胆管狭窄和胰管狭窄的患者进行 ERCP 时，虽然导丝通过了狭窄，但是内镜下胆管支架（endoscopic biliary stent，EBS）和可膨胀金属支架（expandable metallic stent，EMS）等附件却不能通过狭窄！您是不是遇到过这样的状况呢？

这时候请先确认一下内镜与乳头的距离。

如果将附件推出内镜过多，离开乳头过远（图 59.1），会使直接作用力传导到附件前端受阻，附件不能顺利通过狭窄。

通过狭窄部的基本操作由以下①~⑤步组成。

① 尽量接近乳头，将附件在导丝的引导下沿着胆管轴送到狭窄部。

② 将附件推出到从内镜刚伸出一点的程度（图 59.2）。

③ 推出到②的状态后，最大限度地抬起抬钳器，用左手手指将导丝和附件一起固定（如果不固定就不能将力量准确地传到狭窄部）。

④ 用右手将内镜略向右旋，调整附件与胆管轴一致。

⑤ 一边向上旋镜角一边拉内镜推入附件（在推入附件后，内镜靠近乳头直到内镜图像变成"全红"的状态）。

重复②~⑤的操作，将附件放到目标部位。

对于狭窄以外的病例，在插入附件至步骤③时也不要离开乳头太远，这一意识是很重要的，因此要关注内镜与乳头的距离。

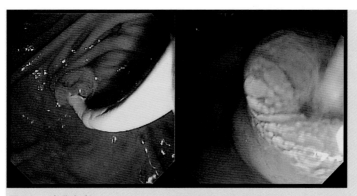

图 59.1　离乳头过远　　　　　图 59.2　推出到附件稍微露出来的程度

EUS-FNA 的重点在 "第 3 只手"！

麻生晓（北九州市立医疗中心　消化内科）

Ob

Observation
Tips

超声引导下细针吸取术（endoscopic ultrasound-guided fine-needle aspiration，EUS-FNA）的技巧是术者采用各种手段来稳定内镜。内镜的稳定决定了 EUS-FNA 的准确性和安全性，这一说法一点也不为过。我认为稳定内镜有 3 个要点。

第一是如何保持内镜不动。在观察的时候，术者常用右手旋镜或者调节镜角来维持内镜稳定。在行 EUS-FNA 时，由于要操作穿刺针，右手需要松开内镜，因此很容易造成超声图像的偏离。防止这一现象发生的技巧为在行 ESD 时用自己的腹部做支点（图 60.1），以及有效利用右手（图 60.2）等。不管是交给自己的身体（所谓 "第 3 只手"）还是借助他人（助手），完全取决于术者的身体特点和技术水平。无论如何，重要的是一定要使扫查的病变的图像保持稳定。

第二是旋镜角的方法。不管是过松还是过紧都会使穿刺对象从图像中远离。可以通过适当的镜角操作和将穿刺对象与内镜之间的空气吸出来获得更好的视野。

第三是穿刺深度。并不是一下就穿刺到最深的部位。刚开始穿刺时要将穿刺针进到病变的 1/3 处，在减少由呼吸造成病变移动的状态下再向要穿刺的目标方向穿刺（图 60.3）。

要综合使用这些操作方法以提高穿刺技术的安全性。

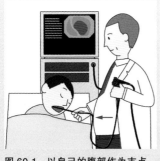

图 60.1　以自己的腹部作为支点的方法

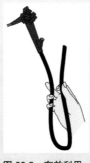

图 60.2　有效利用右手

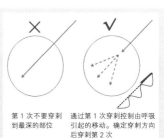

第 1 次不要穿刺到最深的部位

通过第 1 次穿刺控制由呼吸引起的移动。确定穿刺方向后穿刺第 2 次

图 60.3　穿刺技术

EUS-FNA 时，要瞄准肿瘤的这个部分穿刺！

与仪竜治（丰见城中央医院　消化内科）

在 EUS-FNA 时，您有没有过"明明是穿刺了恶性肿瘤却没有得到恶性证据"的经历呢？

针对这一问题，我在 EUS-FNA 数量全国名列前茅的爱知县癌症中心中央医院做过 2 年住院医生及研修医生，在此介绍一下自己在这方面学习到的技巧。

穿刺要避开肿瘤坏死部位！

理所当然，如果穿刺了肿瘤的坏死部分就很难做出正确的病理诊断，尤其是对于大的肿瘤，其大部分都存在坏死。在 EUS 的图像上出现极端的低回声或者高回声时，要考虑该部位存在坏死的可能性。要在穿刺前看增强 CT 结果，选择有增强效果的部分（非坏死细胞的部分）穿刺。

在有条件进行 Sonazoid 增强造影 EUS 的医院，也可以在穿刺前做造影并穿刺有增强效果的部分。肿瘤中心部位常常出现坏死（图 61.1），选择肿瘤边缘（图 61.2）进行穿刺也是一个方法。

胰腺肿瘤要选择在胰管或者胆管狭窄、中断的周围区域进行穿刺！

在 EUS 下难以判断肿瘤范围时，可以穿刺 CT、MRCP、PET-CT 上认为是病变的部位，以及胰管或胆管狭窄、中断的周围区域（尤其是存在低回声的部分）。

对于胰腺肿瘤，当肿瘤位于胰腺尾部，由于梗阻性胰腺炎使整体显示为低回声，出现胰腺与肿瘤的界限识别困难时，要从胰头侧检查主胰管。在开始出现主胰管中断的部位存在肿瘤的可能性大，因此要在此附近穿刺并避开胰管（图 61.3）。

希望这些方法对大家的诊疗有所帮助。

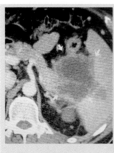 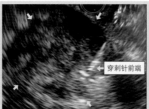 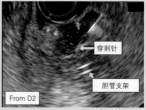

图 61.1（左）　增强 CT。伴有中心部位坏死的胰尾部癌
图 61.2（中）　EUS-FNA。于肿瘤边缘穿刺
图 61.3（右）　EUS-FNA。胰头癌引起梗阻性黄疸，在不好识别肿瘤的时候，要以胆管狭窄部及其放置的支架为标识，于其附近区域进行穿刺

在 EUS-FNA 穿刺路径上存在血管时，要用"曲线法"

Ob

Observation
Tips

西村诚（东京都健康长寿医疗中心　内镜科）

在对目标进行 EUS-FNA 时，有时候会遇到血管妨碍穿刺的情况。为了明确诊断和后续的治疗必须要进行穿刺时，可采用"曲线法"。

我想大家都会记得在考取汽车驾照时为了练习走"S"弯曲苦恼过的事情吧。"曲线法"就是那个弯曲。

若在穿刺目标近端出现血管，无论如何都无法躲开这个血管时就可以使用这个方法（图 62.1）。

先不考虑目标病变，以避开血管为目的穿刺消化道，穿刺针在血管的远端稍远一点的位置停下来（图 62.2）。

然后下压穿刺针，把血管压下去，将目标脏器带到穿刺针的路径（图 62.3）。接下来开始真正的目标病变的穿刺，果断穿刺就可以了（图 62.4）。

也就是分 2 个步骤进行穿刺。由于用针压着血管，开始的时候会感觉有些可怕，但是如果学会了，使用时就会感到非常方便。见视频 62.1。

但是，当血管横行在前方阻碍穿刺时，这个方法是不可取的。

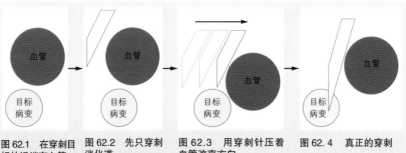

图 62.1　在穿刺目标的近端有血管

图 62.2　先只穿刺消化道

图 62.3　用穿刺针压着血管改变方向

图 62.4　真正的穿刺

视频 62.1　主动脉 - 肺动脉窗（AP window）的肿大淋巴结。该病例的穿刺路径中有主动脉弓、纵隔淋巴结

诊断技巧

在日常工作中有可能遇到的"贲门失弛症"

南ひとみ（长崎大学医院　消化内科）

在以吞咽不畅为主诉的患者中会有一定比例的患者有食管功能障碍。现在可以通过经口内镜肌切开术（peroral endoscopic myotomy，POEM）等微创方法治疗贲门失弛症以及弥漫性食管痉挛。

让我们理清诊断要点，及早做出诊断，尽可能减少患者的痛苦！

患者疑有该病时，首先要做内镜检查。约85%的贲门失弛症患者会存在食管内残留食物残渣及液体（图63.1），或食管壁细微的纵行皱襞（图63.2），或二者同时存在。

当内镜下表现不是很典型时，可以做食管X线检查，如果出现钡剂排空延迟和食管体部痉挛，就很可能存在食管运动障碍。

当患者出现上述表现时，要尽快介绍其到可以做食管测压的医院进行检查。

偶然发现患有贲门失弛症的患者

因为鱼骨嵌顿引起食管穿孔→食管肺瘘→脓胸 →二次开胸手术后介绍到我院外科。瘘口的位置在食管胸段中部，因为想到发病时可能存在异常强烈的食管收缩而怀疑贲门失弛症，所以我们对患者进行了问诊及检查，最后判断为贲门失弛症伴随食管异常收缩引起鱼骨嵌顿而导致穿孔。在闭合瘘口后行POEM治疗，症状得到改善。并不知道这个患者在食管穿孔前存在贲门失弛症。

诊断食管运动功能异常时首先要怀疑该病，然后进行必要的检查。虽然是少见病，但在临床上还是要经常想到该病。

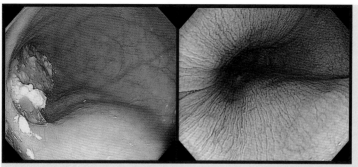

图63.1　食管内残留食物残渣及液体　　图63.2　食管壁上细微的纵行皱襞

内镜诊断贲门失弛症时，请安装短型 ST 帽！

塩饱洋生（福冈大学医学部　消化外科）

D i

Diagnosis
Tips

　　POEM 是治疗贲门失弛症划时代的方法。目前我院已完成 270 例，疗效良好。

　　在确定了贲门失弛症的有效治疗方法后，如何在临床上发现贲门失弛症患者成为今后的重要课题之一。

　　下面介绍一下可以在无食管测压检查的医院进行的高敏感性内镜下检查诊断贲门失弛症的方法。

　　在这种方法中使用的附件就是在 ESD 时经常用的短型 ST 帽，检查应尽量在不使用抗胆碱药的状态下进行。贲门失弛症患者在对应于 LES[*] 的部位出现以下情况：①帽的内侧淤血；②沿着帽边缺血；③帽的外侧纵行血管中断。见图 64.1。

　　由于内镜下表现类似观察日全食时的日晕（corona）（图 64.2），我们把这一表现称为日晕状表现（corona appearance，CA）（图 64.1），并在我们的研究中探讨了其诊断价值[1]。结果显示：CA 诊断贲门失弛症的敏感性为 91%，对于诊断非常困难的、不伴有食管扩张的贲门失弛症的敏感性也达到了 88%。而在健康人群中没有出现这一表现。

　　我们通过安装使用内镜帽，更简单、直观地显示出贲门失弛症疾病的本质——LES 舒张不全。

　　在门诊，当患者主诉吞咽不畅、胸痛、口腔内反流（多为无酸味）等疑似贲门失弛症的症状时，一定要在内镜上安装短型 ST 帽观察 LES 部位。

[*] LES 与内镜下观察到的纵行血管网的部位几乎一致。

参考文献

[1] Shiwaku H, et al. New endoscopic finding of esophageal achalasia with ST short hood : Corona appearance. PLOS ONE 13（7）: e0199955, 2018

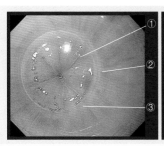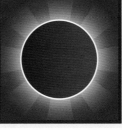

① 帽内侧淤血；② 沿着帽边缺血；③ 帽的外侧纵行血管中断
图 64.1（左）　日晕状表现（CA）
图 64.2（右）　日全食时观察到的日晕

观察技巧 O。

诊断技巧 D。

治疗技巧 T。

心态的培养 M。

来自其他科室的建议 A。

诊断浸润深度有技巧！

野中康一（埼玉医科大学国际医疗中心　消化内科）

　　我们每周举办一次面向年轻医生的有关食管表浅型癌、早期胃癌浸润深度的研讨会，我惊诧于他们对浸润深度诊断知识的欠缺。

　　当我问及"这个 0~I 型（表浅隆起型）食管癌（图 65.1）的浸润深度是哪一层"的时候，很多医生回答不出来。

　　"没有 EUS 结果……"或者"要看 NBI 放大内镜下表现……"，即使让他们考虑 1 个小时也还是答不出来。

　　其实内镜读片的基础依然是常规观察。

　　根据前辈们统计的数据和知识，约 90% 的 0~I 型和 0~III 型表浅型食管癌为黏膜下浸润癌。

　　因此，当看到 0~I 型表浅型食管癌，要"首先判断为黏膜下浸润癌"，这样的回答正确的可能性为 90%，然后再考虑是不是有黏膜内癌的可能性。

　　早期胃癌也是一样的。如看到 8 mm 左右的 0~IIb 型印戒细胞癌，在判断浸润深度时，已知 10 mm 以下的早期胃癌（小胃癌）中，90% 左右的分化型癌为黏膜内癌，70% 左右的未分化型癌为黏膜内癌。

　　因此，对于浸润深度的诊断基础就是是否掌握了常规观察下的相关知识。所以，不注重学习，没有牢固掌握相关知识就不可能很好地做出诊断。

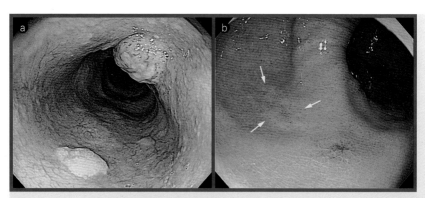

图 65.1　这个 0~I 型食管癌的浸润深度是哪一层？

诊断早期胃癌浸润深度的
基本知识

加藤元彦（庆应义塾大学医学部　消化内科）

D i

Diagnosis
Tips

观察技巧 Ｏ

诊断技巧 Ｄ

治疗技巧 Ｔ

　　对于初学者来讲，诊断早期胃癌浸润深度是无从下手的问题。其实最简单的方法是掌握基于肉眼形态的诊断流程。

　　在 0~I 型癌中，表面不规整是黏膜下浸润癌的内镜下表现。0~IIa 型和 0~IIb 型很少有黏膜下深部浸润，因此对于这样的肉眼形态先诊断为 M（T1a）就可以了（图 66.1）。

　　0~IIc 型癌要根据是否存在皱襞集中（ulcer，UL）分开考虑。UL（-）的病变黏膜下深部浸润的表现有凹陷内隆起和边缘的黏膜下肿瘤样隆起。所谓的凹陷内隆起是凹陷内癌露出部

分的隆起，不包括再生结节等。

　　UL（+）的病变主要根据皱襞集中的形态判断。

　　出现皱襞杵状肥大和融合则可诊断为黏膜下深部浸润，但是根据杵状皱襞有可能将浸润深度判断过深，因此，首先要关注是否存在皱襞融合（图 66.2）。

　　当然在 0~IIa 型和 0~IIb 型癌中也有深部浸润癌（有时候也有进展期癌），诊断依据包括胃壁僵硬、注气后胃壁变形等细微的改变。

　　参考以上内容并积累经验就会使诊断水平逐渐提高。

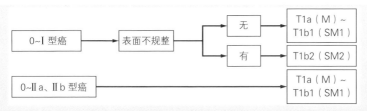

图 66.1　0~I 型癌 0~IIa、IIb 型癌浸润深度的诊断流程图

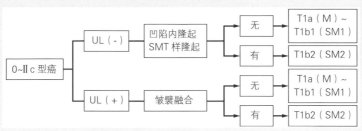

图 66.2　0~IIc 型癌浸润深度的诊断流程图

决定是否对发现的病变进行活检的方法

滨本英刚（永山消化内镜内科）

Di
Diagnosis
Tips

目前临床上通过行窄带光放大内镜观察就可以诊断病变性质，但也会经常遇到病变性质难以诊断的病例。

我们已有早期胃癌放大内镜简化诊断流程（magnifying endoscopy simple diagnostic algorithm for early gastric cancer，MESDA-G）[1]作为基础，也有与组织类型的诊断[2]有关的理论，但是，仍然会对于小的凹陷型病变性质的诊断感到非常困难。

这样的病变是否应该做活检，这是经常遇到的问题。

癌的诊断首先要看是否存在边界线（demarcation line，DL），其次看DL内部不规整的表面结构及微小血管。那么让我们再进一步看一下DL的形状，也就是多弧形边界线（multiple convex demarcation line，MCDL）[3]。见图67.1、67.2。

可见到朝向病变内侧的凸起明显的弧形DL。当这种DL占据病变全周2/3以上时，这一凹陷型病变为恶性的可能性低，这具有很高的特异性。重要的是对"明显的"解读，如果是在病变周边由模糊的、不明显的线形成不规整的弧形DL，就很容易判断是恶性。

因此，当不知道是否该做活检时，重要的是要关注DL是明显还是不明显，以及其所占据的范围。

参考文献
[1] Muto M, et al. Magnifying endoscopy simple diagnostic algorithm for early gastric cancer（MESDA-G）Dig Endosc 28（4）：379 - 393, 2016
[2] 濱本英刚，他．早期胃癌の診断の基本 NBI 拡大内視鏡診断：組織型診断の観点から．胃と腸 53（5）：621-634，2018
[3] Kanesaka T, et al. Multiple convex demarcation line for prediction of benign depressed gastric lesions in magnifying narrow-band imaging. Endosc Int Open 6（2）：E145 - E155, 2018

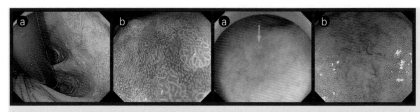

图67.1　a.贲门小弯后侧壁红色凹陷（箭头）；b.在NBI放大内镜下几乎全周可见凸向内部的弧形界限，为MCDL（+）。本例为凹陷型肠上皮化生

图67.2　a.胃体下部大弯侧红色凹陷（箭头）；b.NBI放大内镜下凸向内部的DL，但不是明显的弧形，小凹边缘上皮部分不清楚，为MCDL（-）。本病变为中分化管状腺癌

观察技巧 O

诊断技巧 D

治疗技巧 T

心态的培养 M

来自其他科室的建议 A

胃 NET 诊疗中需知晓的问题

Diagnosis Tips

菫裕贵（埼玉医科大学国际医疗中心　消化内镜科）

在我们医院，在一次每周一次面向年轻医生的研讨会上，野中康一先生问了大家一个问题："这个胃神经内分泌肿瘤（neuroendocrine tumor，NET）的治疗方针是什么？"

40 多岁的女性患者，发现胃体上部大弯侧 5 mm 大小的 NET G1，年轻医生们提出做 ESD。最终还是决定在和消化外科一起进行的讨论会上再进一步研究一下。

"嗯？这个病变还要研究是否要手术？"

我们接触胃 NET 的机会很少，有很多年轻医生会有同样的疑问。

所以，这次我来介绍除分级、分类和疾病分期以外的、基于 Rindi 分类的胃 NET 治疗方案。

1993 年，Rindi 等[1]将胃的 NET 分为 A 型胃炎伴高胃泌素血症的 I 型、伴多发神经内分泌肿瘤 1 型（MEN1）的 II 型、散发的 III 型。

与伴有基础疾病的高胃泌素血症引起的 I 型或 II 型比较，不伴高胃泌素血症的 III 型恶性程度更高，报道称，50%~100% 伴有远处转移[2]。在《胰腺、消化道神经内分泌肿瘤（NET）诊疗指南 1.1 版（2015 年）》也有关于"III 型胃 NET 恶性程度高，原则上不适合采用内镜治疗"的内容。不做 Rindi 分型是不能决定胃 NET 的治疗方案的。

这次学习会后，我们开始对于疑似胃 NET 的病例做活检，看是否存在内分泌细胞微小胞囊（endocrine cell micronest，ECM），在内镜报告中记录是否存在 A 型萎缩性胃炎，并测定血清胃泌素。

全国的年轻医生们，是不是很想来参加我们医院的学习？也许会有新的发现和让你吃惊的地方。

示例见图 68.1、68.2。

参考文献
[1] Rindi G, et al. Three subtypes of gastric argyrophil carcinoid and the gastric neuroendocrine carcinoma : a clinicopathologic study. Gastroenterology 104（4）：994-1006, 1993
[2] 河本泉，他．胃・十二指腸 NET の外科治療と予後．消内視鏡 28（11）：1776-1783，2016

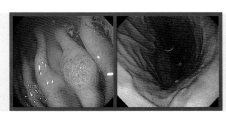

图 68.1（左）　胃体上部大弯侧直径 5 mm 的 NET
图 68.2（右）　无幽门螺杆菌感染、无萎缩的胃底腺黏膜

胜也活检，败也活检，
不容轻视的活检

藤城光弘（东京大学医学部附属医院　消化内科）

D i

Diagnosis
Tips

观察技巧 O_b

诊断技巧 D_i

治疗技巧 T_r

心态的培养 M_e

来自其他科室的建议 A_d

　　通过活检获得组织是进行诊断不可或缺的步骤，但是如果是对错误部位的组织进行检查是不能做出正确的病理诊断的。

　　将内镜前端送到离拟取活检部位很近的位置（1 cm 左右）并使内镜稳定下来，在内镜静止状态下，于直视下将活检钳垂直顶上去就有可能取到合适的标本。

　　在管腔较大、容易受呼吸影响的胃内，反转操作有利于保持拟取

活检的部位与内镜之间的稳定距离。

　　胃小弯侧活检自然不用说，在对胃大弯侧进行活检时，当反转操作能够接近预定活检部位时，也可以采用反转操作下活检。

　　近距离、稳定直视下、附件恰当地接触黏膜，这 3 个要点不仅适用于活检，还适用于止血术、ESD 等各种内镜操作。

　　在活检时，注气后胃壁的伸展性、活检钳抓取黏膜的状况等都会

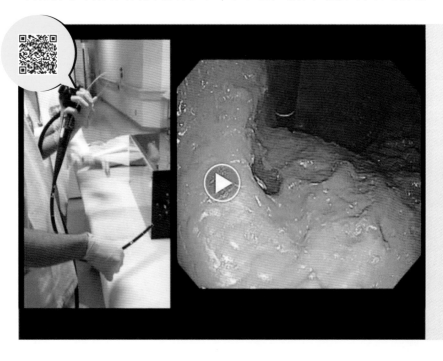

影响取得的组织的质和量。

在胃壁过度伸展的状态下将活检钳顶上去，并在用力顶住的状态下闭合活检钳，然后拔出活检钳，这样的做法不仅获得的组织量少，还极有可能损伤黏膜下层的粗大血管。

在稍微吸出空气的状态下将活检钳顶到黏膜上，轻压下去后闭合活检钳，在适当注气后慢慢拔出活检钳，这样做可以获得更多的组织量，而且更安全。

理解了这些后，就可以根据患者的状态及病变特点调整抓取黏膜、黏膜下组织的量。

我听说过，有经验的病理医生可以根据病理申请单中记录的内镜诊断和活检组织的质、量来推测内镜医生的水平高低。

内镜医生应该进行自我训练，成为被病理医生信赖的内镜达人。

操作示例见视频 69.1。

① 反转（仰视）操作下，从稍远的位置识别拟活检的部位。
② 右手拿着活检钳，调整伸出活检钳的长度到能看见其可动部分的程度（伸出长度约 1 cm）。
③ 将右手移到内镜操控部，一边慢慢拉出内镜一边接近活检部位。这个过程中让助手打开活检钳。
④ 一边继续用右手拉内镜一边用左手拇指缓慢解除上下旋钮的向上镜角，将活检钳杯接触到拟活检部位。继续左手操作，尽可能地使活检钳杯垂直接触到黏膜。
⑤ 在活检钳杯垂直接触到活检部位后，将右手移到活检钳操作部，一边轻压活检钳一边让助手合上活检钳。这时候可以通过左手腕向右轻微旋转内镜，使活检钳的锯齿确切地咬住组织。
⑥ 完全闭合活检钳，确认是要活检的部位后，用右手慢慢拉回活检钳获得活检组织

视频 69.1 胃体小弯侧的活检方法

像转印纸一样轻松固定内镜切除的标本

小野敏嗣（千叶西综合医院　消化内科）

Di
Diagnosis
Tips

您是不是感到将内镜切除标本固定到软木板上很困难呢？

一般是将固定针扎到标本的一端后拉直、展平标本，但是如果拉力过小，会使标本展平不充分，相反，拉力过大容易损伤标本。

另外，通过内镜切除取得的标本其黏膜下层往往会朝着内侧卷曲，经常很难恰当地在标本一侧将固定针扎进去（图70.1 ①）。

推荐一个方法就是将标本黏膜面朝下放在干纱布上，然后用指腹轻柔地将标本在纱布上展平。在黏膜面残存的黏液具有黏附力，能使标本很好地展平（图70.1 ②）。

然后把整个纱布放到软木板上，从一端缓慢地剥开纱布（图70.1 ③～④）。把整个纱布剥下来后，标本就会平整地展平在软木板上，在标本的一端用针轻微牵拉、固定就可以了。

这就像小时候泡泡糖包装纸上常有的转印纸一样（图70.1 ⑤）。

在很艰难的治疗后进行对标本的精细操作往往不能集中注意力。这种做法可以使治疗后的最后这一项工作变得很轻松。

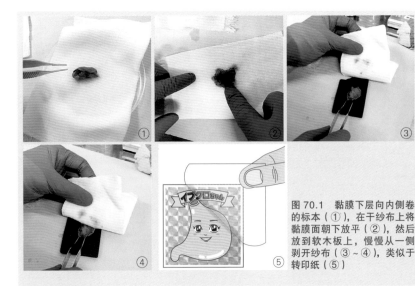

图 70.1　黏膜下层向内侧卷的标本（①），在干纱布上将黏膜面朝下放平（②），然后放到软木板上，慢慢从一侧剥开纱布（③～④），类似于转印纸（⑤）

价廉物美的标本图片拍摄方法

名和田义高（仙台厚生医院　消化内科）

Di

Diagnosis
Tips

在进行 ESD 精细检查时，每一个标本都会存在需要了解其组织学结构的区域。

因此需要对目标区域进行取材并记录图像。即使没有昂贵的实体显微镜，用奥林巴斯的 TG 系列小型数码相机也可以记录图像。如图 71.1 所示，我们从 2014 年 11 月开始采用 TG-3 相机进行拍摄。

拍摄的范围在不放大时为 53 mm×29 mm，在最大放大倍数（4 倍）时为 14 mm×11 mm。

图 71.2 是表现为网格状表面结构或隐窝样结构的胃癌的 NBI 放大图像和结晶紫染色图像的比较，可以看到开口部也被拍得很清楚。

图 71.3a 是绒状或绒毛状结构的胃癌在最大放大倍数下的结晶紫染色图像；图 71.3b 是与 NBI 放大图像的比较。如果是小的病变，几乎可以完成对每个表面结构的一一对照。

如果把标本图像拍得很漂亮，诊断也会变得更有趣。

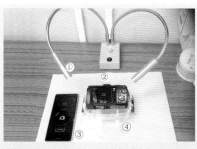

①显微镜用 LED 照明灯；②用木棒支撑起数码相机；③通过 WiFi 用手机控制相机快门；④在深度约 5 cm 左右的透明容器内粘上橡胶板，将标本放到橡胶板上后注入深 4 cm 左右的水

图 71.1　我的拍摄设备

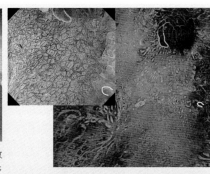

图 71.2　网格样结构或隐窝样结构的胃癌的 NBI 放大图像和结晶紫染色图像的比较

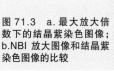

图 71.3　a.最大放大倍数下的结晶紫染色图像；b.NBI 放大图像和结晶紫染色图像的比较

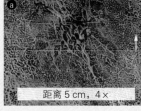

距离 5 cm，4×

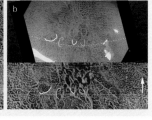

观察技巧 Ob

诊断技巧 Di

治疗技巧 Tr

心态的培养 Me

来自其他科室的建议 Ad

发现进展期癌时

高木浩一（圣路加国际医院　消化内科）

Diagnosis
Tips

　　近年来，消化道进展期癌采用综合治疗（包括手术治疗及药物治疗）的病例不断增加。

　　在体检或由于腹痛及贫血等症状做内镜检查的时候，常不能立刻对病变的进展程度及肿瘤分期做出评估。

　　对于手术困难的病例及制订包括分子靶向药物等的术前治疗方案时，需要进行 HER2 蛋白表达检查、RAS 基因突变检查、生物标志物检测等。

　　因此在行内镜检查时，如果单纯为了做出诊断，一般只取 1~2 块活检标本就可以了。但如果需要进一步做检查，则需要多取活检标本。

　　尤其是胃癌的异质性（同一肿瘤内的不均一性，图 72.1）发生率高，因此有必要储存标本，以备将来使用分子靶向药物治疗。

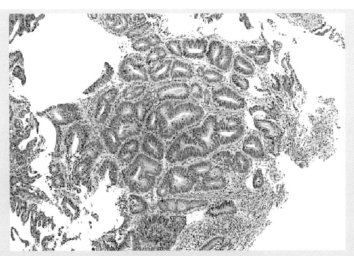

图 72.1　同一个肿瘤内也会有不同性质的成分

微小胃癌诊疗存在的问题及解决方法

D i

Diagnosis
Tips

岸埜高明（市立奈良病院消化肝病中心　消化内科）

随着内镜技术的进步，胃癌在早期阶段得到诊断并治疗的病例逐渐增加。随着病变范围的扩大，胃癌深部浸润的风险也增加，因此应尽可能地在病变组织较小的阶段做出诊断。但是对小的病变活检会造成损伤，到治疗时可能会难以确认病变。

这次我来介绍一下在治疗微小胃癌时应注意的一些情况。

为了尽量减少病变的损伤，要在病变边缘进行活检，在活检前后留取病变的远景和近景图像以便于治疗时确认病变部位。如果把能作为标记（息肉、黄色瘤、瘢痕等）的部分拍进去，有利于在治疗时寻找病变。

诊断后要选择在还能看到瘢痕的时候做 ESD（尽量在活检后的 1 个月内）。治疗时如果病变变得不清楚，要根据活检时的照片、活检瘢痕（图73.1 红箭头）来确认病变并做标记。

行 ESD 后的取材也需要注意。

取材前要用实体显微镜进行观察，确认病变及范围（图 73.2），然后根据病变的形状决定取材的方法。如果取材方法出现问题，就有可能没有被取到微小病变组织。如图73.2 一样，在实体显微镜下充满自信地进行取材。

我是在关注到以上几点的基础上进行日常诊疗。参考文献里有很多实际病例，如果有需要可以参考一下。

参考文献

[1] 岸埜高明，他．微小病変に対する内視鏡生検．胃と腸 46（6）：869-879, 2013

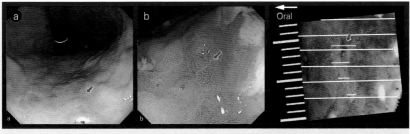

a. 识别病变（红色箭头）困难；b. 接近观察后认为是活检瘢痕（红色箭头），在瘢痕左侧看到黄色小凹陷，判断为病变。可见即使采用接近观察也难以识别出病变
图 73.1　ESD 时的常规观察

图 73.2　ESD 后标本（福尔马林固定后）。 发现紧邻活检瘢痕（红箭头）处的白色小凹陷，判断为病变。按照白线取材后确认黄线部分为高分化腺癌

胆管刷检的技巧

Diagnosis
Tips

松林宏行（静冈县立静冈癌症中心　内镜科）

　　对胆管肿瘤的细胞学检查包括吸引胆汁细胞学检查、胆管刷检细胞学检查、经鼻胆管引流（endoscopic nasobiliary drainage，ENBD）的胆汁细胞学检查，也有医院用获得的标本做分子病理学检查。上述检查方法在我院都在使用，但是单次细胞学检查敏感性最高的是刷检细胞学检查。

　　进行刷检细胞学检查时采用奥林巴斯公司生产的细胞刷（BC-24Q型），在行造影观察狭窄部胆管轮廓后，用细胞刷刷 20 次左右进行刷检（图 74.1）。用 2 个玻片夹住刷子前端后涂抹做成涂片（图 74.1a），然后用 10 ml 左右的生理盐水搅拌、冲洗细胞刷制成洗涤液标本（图 74.1b）。当细胞刷有细胞冲洗不下来时，用钳子切断刷子前端浸到生理盐水中，在搅拌器上轻轻搅拌就可以使细胞脱落。

　　胆管洗涤是在细胞刷刷检后回收漂浮在胆管内的癌细胞的一种方法。要注意清洗时不要加压过大而造成胆管炎，根据胆管容积可以使用 5~10 ml 的生理盐水冲洗数次回收（图 74.1c），我们认为回收液量越多敏感度越高。图 74.2 是胆管下段癌（结节浸润型，直径 46 mm）的胆汁吸引细胞学检查（图 74.2a）和刷检洗涤液（图 74.2b）的染色图像，可以一目了然地看出后者上皮细胞的量多，更容易检出癌细胞（图 74.2c）。我院的胆管癌病例胆汁吸引细胞学检查、刷检涂片细胞学检查、刷检洗涤液细胞学检查的敏感度为 32%~43%，细胞刷检后胆管洗涤液细胞学检查的敏感度为 70%。

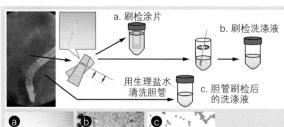

图 74.1　刷检细胞学检查

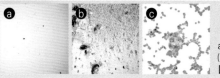

a. 胆汁吸引细胞学检查（20×）; b. 刷检洗涤液（20×）; c. 癌细胞（400×）

图 74.2　胆管下段癌细胞学检查

治疗技巧

Tr

Treatment
Tips

局部注射要像灌冰激凌甜筒一样

Tr
Treatment
Tips

小野敏嗣（东京大学医学部附属医院　消化内科）

　　经内镜黏膜切除术是从黏膜下层注射开始，尤其是用圈套器切除时，不同的黏膜下层注射的方法有可能改变病变切除的难度。局部注射对于获得良好的病变抬举非常重要。

　　内镜治疗用的注射针是由外套管和前端的金属针构成，外套管具有制动作用，使其停留在黏膜表面，注射液经穿透黏膜层的针的前端注入。因此，要认识到液体是从注射针前端的开口部注入，而不是从穿刺部位。

　　注入的液体从金属针的前端形成同心圆状扩散，如果把注射针的前端固定在某一个位置，外套管就会抑制黏膜的抬举。因此，要随着黏膜的抬举稍微移动一下针的前端，这样可以使病变在针移动的方向很

好地被抬举（图 75.1）。

　　随着注射的进行，同心圆状扩散的注射剂形成注射剂球，这样的注射剂球一层层叠加就会形成理想的隆起，打个比方，就像在蛋卷筒上把冰激凌一层层叠高的样子。

　　在做甜筒冰激凌的时候是在冰激凌机器固定的状态下移动蛋卷筒，而局部注射就像是在固定的蛋卷筒上移动冰激凌机器。所以在做注射时要注意相当于冰激凌机器的黏膜注射针的位置，尽量不要让抬举的部分塌下去，层层堆积注射使病变抬举得更高。

　　另外，和甜筒冰激凌一样，如果太贪婪，隆起会从周围塌下去反倒难以圈套住病变。因此和做甜筒冰激凌一样，局部注射的量要恰当。

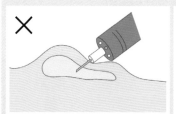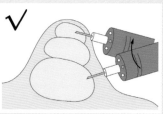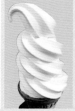

图 75.1　在局部注射时，要像在蛋卷筒上堆出高高的冰激凌的样子

局部注射的关键

木村晴（厚生中央医院　消化内科）

Treatment Tips

观察技巧 O₆

诊断技巧 D₁

治疗技巧 Tᵣ

心态的培养 M₆

来自其他科室的建议 A₆

一个医生，在能够独立完成下消化道内镜检查后的下一个目标通常是息肉切除术、EMR 和 ESD。

后两者都离不开局部注射。

局部注射的目的是抬举黏膜层，大家是不是很随意地注射呢？

局部注射会改变操作的难易度。换句话说，局部注射是可以从根本上改变操作难度的一个手段。我想大家在注射时会一边根据病变的位置、大小和方向努力使"病变能朝希望的方向"，一边注射。

实际上注射液的流入方向是可以控制的，也就是说可以在希望注射的部位注入预计的注射量。局部注射不是"流进去"而是"打进去"。

也就是我们可以通过局部注射使病变朝向容易治疗的方向。

比如图 76.1 和图 76.2，将穿刺到黏膜下层的注射针稍微偏向下方用力，注射液会流向上方（图片中的口侧）。稍微偏上方用力时，注射液会流向下方（近端）。偏左侧用力则会流向右侧，反之亦然。就是通过这样的操作将病变调整到自己容易操作的状态。

局部注射得不好并不是助手的问题，治疗做不好也不是护士的问题。

让我们控制好局部注射，努力做到精准治疗（注：因为针尖是尖锐的，因此用力偏离直线时要一点一点尝试）。

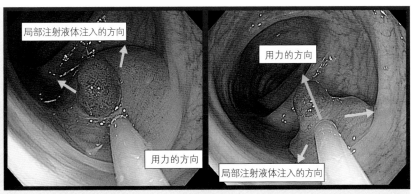

图 76.1　稍偏向下用力（粉色箭头），注射液注入上方（黄色箭头）

图 76.2　稍偏向上用力（粉色箭头），注射液注入下方（黄色箭头）

穿过肿瘤的局部注射

梅木清孝（千叶西综合医院　消化内科）

对于超过 20 mm 的病变和平坦型病变行 EMR 时，您是不是有过由于局部注射量过多而难以圈套病变的情况呢？

为了避免出现这样的情况，我会将注射针垂直于肿瘤部位直接穿刺后注射，这样就会形成平台样隆起（图 77.1）。这个方法和在周围注射比较，可以减少注射量，注射液不会在黏膜下层扩散，避免发生圈套困难。

当然这样做并不能排除肿瘤细胞因注射针刺入而进入管壁深层的可能性，因此在有疑似癌的病变时要尽量谨慎操作。但是有时候会出现不穿刺到病变就难以切除的情况，这时可以先在肿瘤附近的正常黏膜进行局部注射，通过微调注射针的方向，使想注射的肿瘤正下方稍微隆起后再从肿瘤表面进行穿刺（视频 77.1）。

我的老师告诉我在肿瘤的正下方注射少许注射液后再穿刺，几乎不会造成肿瘤细胞刺入管壁深部的情况，这样就可以从病变上穿刺了。

利用这一方法可以在病变的正下方形成平台样隆起，使圈套病变变得非常简单。

大家可以在切除大的结肠侧向发育型肿瘤（laterally spreading tumor，LST）的时候尝试一下。

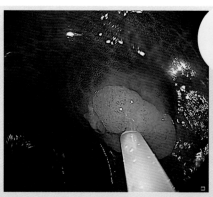

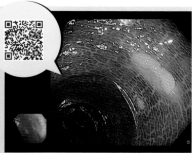

视频 77.1　通过在附近的正常黏膜注射少量液体，使想穿刺的肿瘤下方形成轻微隆起后再穿刺

图 77.1　垂直穿过肿瘤的局部注射，使肿瘤整体平台样抬高

剥离刀连上注水泵后可轻松注射激素！

由雄敏之（癌研有明医院　消化内科）

Tr

Treatment Tips

观察技巧 O₀

诊断技巧 D₀

治疗技巧 T₀

心态的培养 M₀

来自其他科室的建议 A₀

食管做了大范围的 ESD 术后，需要局部注射激素预防狭窄。

大多数医院是在切除病变后马上注射激素。

在穿刺残留的菲薄的黏膜下层注射时，如果注射过深打到肌层有发生迟发性穿孔的风险，如果注射过浅造成药物溢出会降低疗效。

这样的精细操作，对于因 ESD 操作已经疲劳困乏的术者来说，是非常劳神的。

您用的剥离刀应该是有注水功能的吧？

在剥离刀上连接上注水泵，将刀头收回后踩脚踏板，可以使菲薄的黏膜下层不断膨隆起来（视频 78.1）。

在充分变厚的黏膜下层注射激素就简单了（视频 78.2）。

一般认为黏膜缺损在 2/3 周以上是发生狭窄的危险因素，需要注射激素，但我常在黏膜缺损半周以上时就进行激素局部注射。因为很多患者食管虽然没有到狭窄的程度，但是，由于食管的牵拉扭曲患者会出现进食不畅的症状。

如果使用这一方法，局部注射激素的过程会变得非常轻松。

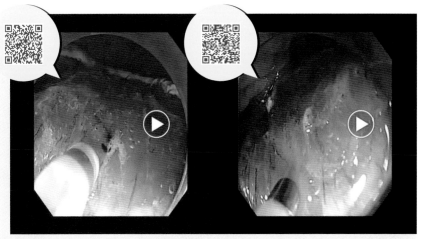

视频 78.1　连上注水泵使菲薄的黏膜下层膨隆　　视频 78.2　在充分变厚的黏膜下层注射激素

预防食管 ESD 术后狭窄的技巧

野中康一（埼玉医科大学国际医疗中心　消化内科）

Tr
Treatment
Tips

为什么激素能有效预防 ESD 术后狭窄呢？让我们从细胞水平思考一下狭窄部位的构成。

过去我们推测食管 ESD 术后狭窄部位的肌层由于纤维化而变得肥厚。但是实际上肌层是变薄的，在肌层上存在肥厚的肌纤维母细胞（myofibroblast）层（图 79.1）。

很多研究显示，这些肌纤维母细胞相互连接具有收缩力[1]。也就是说，在狭窄部位增多的肌纤维母细胞平行排列，互相牵拉造成食管狭窄（图 79.2a）。

有学者推测这些肌纤维母细胞可能是由固有肌层的肌细胞分化不良而来，激素可使在 ESD 术后瘢痕的治愈过程中出现的肌纤维母细胞硬化从而失去收缩力，同时减少产生的肌纤维母细胞数量进而达到预防食管狭窄的效果（图 79.2b）。

让我们基于这个机制掌握预防食管 ESD 术后狭窄的方法！

病理指导：伴慎一（独协医科大学埼玉医疗中心　病理科）

参考文献
[1] Hinz B, et al. The myofibroblast：one function, multiple origins. Am J Pathol 170（6）：1807-1816, 2007

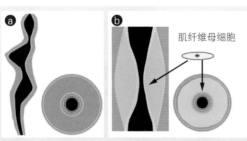

a. 过去认为的食管狭窄；b. 实际的食管狭窄。过去一直认为食管狭窄是管壁外壁变形，肌层厚。实际的食管狭窄是食管外壁没有变形，而内部肌纤维母细胞增生

图 79.1　过去认为的食管狭窄和实际的食管狭窄

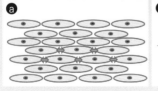
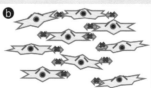

a. 注射激素前有张力，具有收缩力；b. 注射激素后数量减少，形状变为多角形、不规则形，失去收缩力

图 79.2　局部注射激素前后的肌纤维母细胞的形态

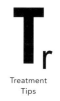

Treatment
Tips

二指法

今井健一郎（静冈县立静冈癌症中心　内镜科）

在做 ESD、EMR、标记、靶向活检等操作时，非直视下的操作会降低准确性，导致治疗效果不佳，因此需要能够在直视下操作的技术。

结肠镜检查时，由于结肠存在半月形皱襞、转弯，呈长筒形状等，有时会遇到需要用右手固定内镜，左手控制镜角的情况。

现在给大家介绍在这种情况下有效的用左手操作附件的方法——二指法[1]。

用拇指维持上下左右旋钮不动，用中指和环指操作附件进出（图80.1）。把左右旋钮固定更容易维持镜角稳定。

这个方法对于手小的医生来说，也许有些困难，但是对使用 M 以上号码手套的医生来说，练习一段时间应该可以做到。

推荐在心中喊过或者实际上确实喊过"谁给我扶着镜子！"的医生使用这一方法。

参考文献

[1] Nishizawa T, et al. Control of the treatment device for endoscopy by the left hand : two-fingers method. Gastrointest Endosc 80（6）: 1206-1207, 2014

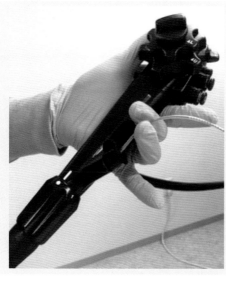

图 80.1　二指法

手小的医生灵活操作
内镜镜角的方法

堀井城一朗（福山医疗中心　消化内科）

T
r

Treatment
Tips

　　操作内镜时用左手控制镜角，但是在内镜治疗中常常会遇到需要同时使用上下左右旋钮的情况。这时候，手小的医生的手指可能摸不到左右旋钮或者即使勉强摸到也不好用力。

　　我带 6.5 号手套，我的手要比一般男性的手小一些，在内镜治疗中也曾经遇到固定上下旋钮后难以操作左右旋钮的情况。

　　这种情况的解决方法是使用左右钮帽，还有一个更简单的方法是将左手相对于内镜轴略向右侧旋转，这样就可以在保持上下钮的操作性的基础上将手指牢牢地挂到左右旋钮上（图 81.1）。

　　在操作附件的时候应用这一手法就叫"二指法"[1]（见 No.80），即使在因手够不到附件而觉得困难时，只要把手稍微旋一下就可以操作附件（旋转手后会觉得不好用力，所以我是使用第 2~4 指，图 81.2）。

　　因为手小而感到操作困难的医生可以尝试一下。

参考文献

[1] Nishizawa T, et al. Control of the treatment device for endoscopy by the left hand : two-fingers method. Gastrointest Endosc 80（6）: 1206-1207, 2014

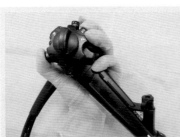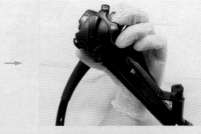

图 81.1　左手相对于内镜轴略向右旋，可以在保证上下旋钮的操作性的基础上将手指确切地按压在左右旋钮上

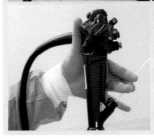

图 81.2　将左手手指迅速松开后就能操作附件

ESD 的过程中右手应该扶着内镜还是附件？

Tr

Treatment
Tips

山本克己（JCHO 大阪医院　内镜中心）

在 ESD 的过程中，即使是熟练掌握这项技能的人也分为右手持内镜（①，图 82.1）派和右手持附件（②，图 82.2）派，因此我认为有不少人会觉得操作困难。

除①②以外还有用右手同时把持内镜和附件的方法（③，图 82.3）以及二指法（④，见 No.80），使用好这些方法可解决很多问题。

内镜晃动会造成图像不稳定，如①④一样用右手把持内镜可以使内镜视野稳定，因此如①一样操作附件是最基本的操作。相反，在内镜操作性不好以及在使用短的针状刀（short needle knife）等前端型附件

进行精细剥离的时候，如②③一样右手离开内镜控制附件的进出往往会有效。当右手从内镜离开时，有必要用腹部等部位顶着内镜以稳定视野。在行结肠 ESD 时容易出现反向运动，在右手离开内镜会造成内镜脱出时，让助手帮助扶着内镜也是有效的。

总之，要根据具体情况来操作，但是，用右手进行内镜的进退操作、单用左手调节上下左右旋钮是熟练掌握该技术的第一步，因此在开始 ESD 前要在日常的胃镜检查、结肠镜检查、EMR、手把手培训中做好这些操作方法的培训。

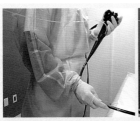

图 82.1　右手把持内镜操作

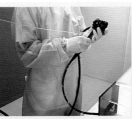

图 82.2　右手把持附件操作

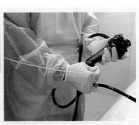

图 82.3　右手同时把持内镜及附件

要让左手的环指发挥作用！

池田晴夫（昭和大学江东丰州医院　消化中心）

Tr

Treatment
Tips

操作内镜时，控制镜角的方式一般有以下两种：① 只用拇指控制；② 积极地使用环指（有人也用中指）。我推荐后者。

假如仅仅是筛查病变，用①的操作方法足够，但是在 ESD 操作时，用左手分别控制上下左右旋钮是非常重要的（图 83.1）。

如果想用一只手轻松自如地控制上下左右旋钮，就要使用环指。

如果可以这样操作镜角，就能将刀的前端顺利地放到想放的部位，按照预想的线进行切开及剥离。

刚开始学习内镜时，常常被老师告知左右旋钮的操作是次要的，但是我却要教大家积极使用左右旋钮。

结肠镜检查是很好的锻炼机会。不要因为插镜顺利就放松下来，在观察过程中还是要练习尽量少旋镜，要练习用镜角的操作为主体进行内镜的回旋，从完成对全结肠的无遗漏观察。

最初可能做不到手指活动自如，但是就像开始骑自行车一样，环指会逐渐无意识地动起来。

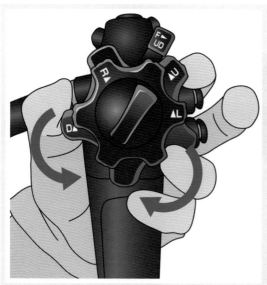

图 83.1　单用左手分别控制上下、左右两个方向的旋钮，各个角度的操作方法

ESD 的过程中脚踏板的操作很重要！

森田圭纪（神户大学医学部附属医院　消化器内科）

Treatment Tips

就像开车一样，ESD 技术中很重要的是手脚的协调操作。

左手控制镜角、右手持内镜对于创造良好的视野当然是不可或缺的，在进行黏膜切开及黏膜下层剥离时需要高频电装置的通电操作。

根据不同的状况需要分别瞬间踩踏切开脚踏板和电凝脚踏板。对血管丰富的部位进行止血操作时，为了获得充分的凝固作用，必须要踩踏脚踏板时间稍微长一些。另外在切开时需要断续点踩脚踏板[1]。这就需要有节律的、细微的脚尖操作。因此选择像驾驶鞋一样能很好地传导脚底感觉的鞋子很重要。

在瞬间分别踩踏不同的脚踏板时，需要像踩踏汽车的油门、刹车一样以脚跟为支点移动脚（图 84.1）。也有人分别用左右脚踩踏高频电脚踏板和送水泵脚踏板，个人认为右利脚的人用左脚支撑身体，用右脚交替进行细微的操作会更好一些。

高频电的脚踏板最好也选择更能实时传导脚尖动作的脚踏板。

参考文献

[1] Morita Y. Electrocautery for ESD ; settings of the electrical surgical unit VIO300D. Gastrointest Endosc Clin N Am 24 (2): 183-189, 2014

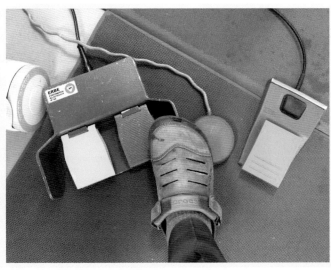

图 84.1　ESD 的过程中脚踏板的操作

即使是飞不起来的企鹅……

草野央（日本大学医学部　消化肝脏内科）

"那里有些不对劲啊，说给不能飞的企鹅也没有办法啊……"

我在做内镜的时候有人说过类似的话。

这是我操作内镜的姿势和企鹅一样不完美的时候别人嘲笑我的话。

姿势不完美的原因是用右脚踩踏高频电脚踏板（图 85.1）。

用左脚踩踏脚踏板→右脚变成重心支撑身体→能用腹部固定好内镜（图 85.2）。

被称为高手的人姿势总是完美的，是没有多余动作的简单的姿势。

操作内镜也是一样的。

每天看看自己的姿态是否完美也是很重要的。

只要不断努力，即使是不能飞的企鹅也能迎来会飞起来的日子！

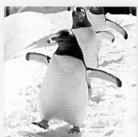
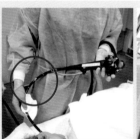
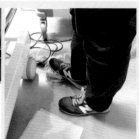

图 85.1　右脚踩踏脚踏板不够完美

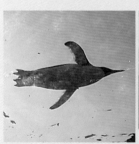
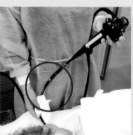
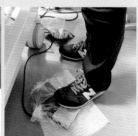

图 85.2　用左脚踩踏脚踏板可使内镜固定良好，很完美

要不要尝试坐在椅子上操作结肠 ESD？

Treatment Tips

林武雅（昭和大学横滨市北部医院　消化中心）

在同时操作内镜、带注水功能的 ESD 刀时，你是否因为脚下有很多的脚踏板而混乱？

要用一只脚控制 4 个脚踏板的时候，支撑身体重心的脚一定会偏离重心，或者交替使用左右脚支撑身体。

用眼睛确认脚的动作有可能使内镜视野发生变化，既要获得良好的内镜视野，又要用眼睛看内镜图像，有时候会使脚偏离位置……，我想大家都有过这种经历。

这时候，请尝试坐下来看看。

不可思议的事情发生了。由于可以用两只脚控制脚踏板，几乎不需要让眼睛离开内镜图像就可以完成操作（图 86.1）。

7 年来，几乎所有的内镜操作我都是站着完成的。在开始见习结肠 ESD 时我只学习了坐位下的 ESD 技术，就自然而然地坐着做结肠 ESD 了。

刚开始的时候有些不习惯，但是由于可以通过上半身的旋转来旋镜到所需的位置而且不需要用脚维持重心，控制脚踏板也变得容易些。

我会常规使用剥离刀的注水功能，不仅可以完成黏膜下注射维持黏膜抬高，还可以通过冷却黏膜下层和肌层以减轻热变性。也就是在 ESD 时不仅用刀的高频电切除功能，还可以经常使用其注水功能。采用坐位行 ESD 不需要用脚维持重心，具有相当大的优势。

我有时候也在坐位下做上消化道 ESD。大家一定要尝试一下。

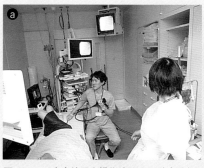
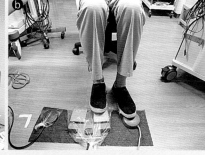

图 86.1　a. 坐在椅子上操作结肠 ESD（全貌）；b. 坐在椅子上操作结肠 ESD（脚踏板）

在胃 ESD 难以接近病变时，尝试压迫患者的腹部！

Tr

Treatment
Tips

土肥统（京都府立医科大学大学院医学研究科　消化内科）

对胃体中下部小弯侧的病变进行 ESD 操作时，大家是不是由于难以接近病变而感到伤脑筋呢？

原则上是通过让患者吸气接近病变，但吸气后仍不好接近病变时，更换为双弯曲内镜或者于内镜前端安装偏心球囊会有一定的效果。

但是这样的装备并不是所有医院的常备装备，事实上，我们医院也没有。这时候可以尝试按压患者的腹部（腹部压迫接近法，图 87.1）。

在难以接近病变（图 87.2a）的时候，采用做经皮内镜下胃造口术的要领，用手压迫胃角大弯侧隆起的部分（图 87.2b、c）。在压迫状态下推进内镜，内镜会在压迫部位反转从而接近病变（图 87.2d）。

这是一个简单易行的方法[1]，建议尝试一下。

但这个方法不是对所有患者都有效，可以在做 ESD 前事先试一下。

参考文献

[1] 土肥统，他：胃 ESD における腹部压迫接近法. Gastroen-terol Endosc 56（10）：3658-3659，2014

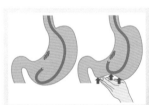

图 87.1　腹部压迫接近法的模式图

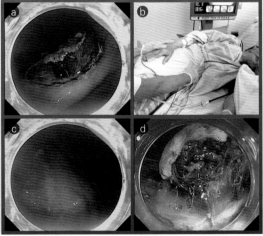

图 87.2　a.难以接近的胃体下部小弯侧病变；b.用手压迫腹部；c.内镜图像确认压迫部位；d.通过腹部压迫接近病变

您是否能意识到内镜前端的移动方向呢?

山口真二郎（关西劳灾医院　消化内科）

医生在使用 ESD 刀的时候主要采用以下操作方法：① 用左手操控上下、左右的镜角；② 用右手把持内镜前端，左右旋镜；③ 右手离开内镜前端进出附件的，同时用左手左右旋转内镜。

在下旋镜角的状态下进行②③操作时，可能会出现本来想向左移动内镜却移向右侧的情况。

原因很简单（视频 88.1、88.2）。

在上旋镜角的状态下进行②③操作，内镜左右移动和我们想象的一样，但是如果没有习惯，下旋镜角下的操作会很困难。

顺便说一下，即使在已经下旋镜角的状态下，操作①中内镜的左右移动也和想象的一样。我认为大家在做 ESD 的时候都是无意识地做着这些动作。

如果在 ESD 过程中脑子里总想着"现在是上旋镜角，所以……，现在是下旋镜角，所以……"等就不可能做好 ESD。

如果在平时行 ESD 前的精细检查和日常的内镜检查中有意识地进行① ~ ③的操作，就可以掌握内镜前端的移动方式，很快掌握 ESD 并熟练操作。

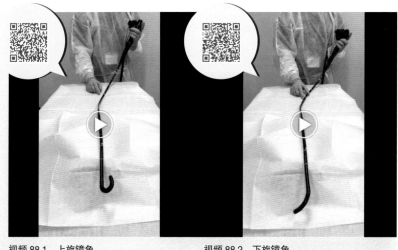

视频 88.1　上旋镜角　　　　　视频 88.2　下旋镜角

您是否意识到病变与内镜之间的位置关系呢?

前田有纪（仙台厚生医院　消化内科）

T
r
Treatment
Tips

不同的内镜钳道位置略有不同，上消化道内镜钳道的位置大多数是在 6~7 点方向，而物镜大多数是在 12~3 点方向。

我经常看到年轻医生不关注内镜的设计，没有按照内镜特征进行操作而出现操作困难。

比如在图像 12 点方向的病变，想要在上旋镜角下做标记，但无论如何都无法做到在直视下标记。

这时候，可以旋镜将病变放到 6 点方向，这样就可以在直视状态下标记病变（图 89.1）。

观察也是一样的，将在切线方向不好观察的病变移动到物镜的反方向，就可以容易地观察到病变的整体图像（图 89.2）。

在小探头超声内镜检查（EUS）中，病变的位置也是重要的。将病变移到钳道的方向就可以使探头和病变（消化道管壁）平行，得到更清楚的图像（图 89.3）。

因此，只要稍微注意这些细节，视野就可发生很大的变化。大家一定要试一下。

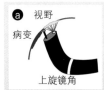

图 89.1　标记病变，由 12 点（a）转为 6 点（b）

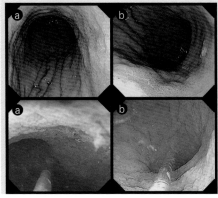

图 89.2　切线方向（a）变为物镜对侧（b）

图 89.3　EUS 探头（a）由斜变为平行（b）

以做 ESD 等内镜治疗为目的的日常培训法

Treatment Tips

八田和久〔东北大学 消化系统疾病科〕

在这里介绍一下以内镜治疗为目的的简单培训法。

做了一定数量的内镜检查的医生一定会涌起做内镜治疗的欲望，尤其是 ESD。

内镜治疗的要点之一是保持内镜与病变之间的距离，并能按照术者的意图自由地移动内镜及附件。为了达到这些目标，有必要进行"空间辨识训练"。

稍加研究，靶向活检会成为很好的培训方法。

练习方法就是在插入活检钳之前将内镜放在合适的位置，在活检钳插入内镜后不要移动内镜而取到活检组织（图 90.1）。大家一般是在将活检钳插入内镜之后再微调内镜，而像这样事先将内镜位置固定好再进行精准活检的操作比我们想象的要困难得多。

但是，通过这样的培训，可以认识内镜与病变之间的距离及位置关系（图 90.2）。这项培训可以用于在增强 ESD 等内镜治疗中认识内镜与病变之间的距离。

大家可以尝试一下。

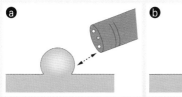
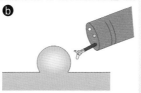

a. 在插入活检钳前，确认内镜与活检部位的位置关系；
b. 不移动内镜，只是把活检钳伸出去
图 90.1 通过内镜下靶向活检进行内镜治疗的训练

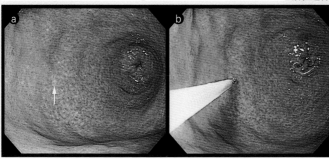

图 90.2 靶向活检（a 中黄箭头）时，将活检钳伸出去后意外地发现病变在远处（b）

谨慎预切开，以免在 ESD 起点"跌倒"

矢田智之（国立国际医疗研究中心国府台医院　消化肝脏内科）

对于 ESD 操作的初学者（在旁边指导的上级医生也一样）来说，最令人担心的步骤是预切开。如果切开过深造成穿孔便一发不可收拾，精心准备的所有都会成为泡影。

对于预切开困难的病例（包括由于呼吸造成病变移动幅度大等），为了避免意料之外的移动造成切开过深，不能把刀伸出过长（图 91.1）。

首先调整内镜，使前端透明帽接触黏膜面（图 91.2），这样可以减轻呼吸造成的病变移动。即使是在距离病变较远时也可以通过吸出空气，调整到接近病变的状态下进行处置。

另外，也有人在预切开的最初阶段就一气连贯地切开，但是不推荐初学者这样做。

将针状刀贴到黏膜面后通一次电，可以使刀刺入黏膜内（图 91.3），这样就可以使由于呼吸造成的病变移动几乎完全消失，后面就可以从容地向目标切开的方向调整镜角及旋镜并继续切开。

为了不在 ESD 的起点就"跌倒"，还是要谨慎地进行预切开。

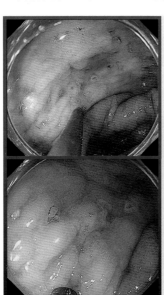

图 91.1　不要将刀伸出过长

图 91.3　将针状刀贴到黏膜面，通电一次

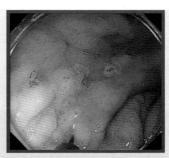

图 91.2　调整内镜使透明帽接触黏膜面

标记清楚，轻松做食管 ESD！

T_r

Treatment
Tips

佐佐木文乡（鹿儿岛大学医院　消化内科）

下面介绍一下食管 ESD 标记时的小技巧。

大家在做食管 ESD 时，是使用碘染色确定病变范围的吧。

在做出清楚的标记后才能专注于 ESD 治疗，因此标记很重要。

开始做标记的时候是不是遇到"嗯？标记得不够清楚，在胃和结肠没有发生过这样的事情……"的情况？

这时候大多数人可能要看看高频电的设置吧。

在这之前可以尝试一下我介绍的用高频电刀注水的方法。

最近的"刀"大多数都有注水功能。当标记不清楚的时候，可以在标记前使用注水功能用盐水把目标标记部位冲洗一下。

用生理盐水将碘洗掉后可以提高通电能力，获得令人惊喜的标记效果！

这样就可以做出清楚的标记，轻松做 ESD。

示例见图 92.1。

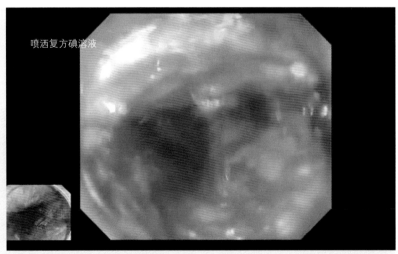

喷洒复方碘溶液

图 92.1　用"刀"的注水功能清洗黏膜。当标记不清楚的时候，请用生理盐水清洗一下

观察技巧 **O**_b

诊断技巧 **D**_i

治疗技巧 **T**_r

心态的培养 **M**_e

来自其他科室的建议 **A**_d

在结肠 ESD 切开周边时，用注射针眼替代标记

大仁田贤（春回会井上医院　消化内科，长崎大学医院　光学诊疗部）

Tr Treatment Tips

与食管及胃的 ESD 不同，结肠肿瘤由于界限清楚，常常不需要标记。

但是经常会出现在切开时看不到病变的情况，这是由于没有做好标记，有时候会切到预想的切开线以内造成的。

为了避免弄错切开线，我的做法是在想切开的线上做黏膜下注射，然后就像把注射针眼连起来一样切开（图 93.1a- ①）。这个方法还可以使目标切开部位形成良好的隆起，正所谓"一石二鸟"。

在局部注射距离病变较近时，可以把针眼作为标记，在针眼外侧切开（图 93.1a- ②）。

通过这样的方法可以避免出现水平断端阳性的病理结果，大家可以尝试一下。

示例见图 93.1。

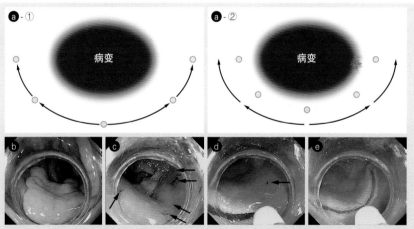

图 93.1　a- ①、a- ②. 不弄错切开线的方法；b. 直径 28 mm 的 0~Ⅱa 型（LST-NG, flat）肿瘤；c. 在病变的肛侧注射（箭头为注射针眼）；d. 以注射针眼为标志切开（箭头为注射针眼）；e. 像把针眼连起来一样切开

以快速结肠 ESD 为目标

铃木拓人（千叶县癌症中心　内镜科）

Tr

Treatment
Tips

　　在行结肠 ESD 时，从黏膜切开到进入黏膜下层是"决定速度的阶段"之一。

　　刚刚做黏膜切开后的剥离阶段是很难在直视刀头的状态下进行的，由于需要盲剥，对于经验不足的初学者会因犹豫而花掉较多时间。过去在做 ESD 时使用的是直筒型的透明帽，现在改用前端细的透明帽（图 94.1）。使用这种透明帽在周围切开后，只要稍微做 2~3 次剥离就可以"钻"到黏膜下层（图 94.2）。然后就可以在直视刀头的状态下进行剥离，能更安全、确切地剥离黏膜下层。在纤维化等导致的黏膜下层空间变狭小的状态下也可容易地钻进黏膜下层，从而使操作变得简单。

　　这一做法的缺点是整体视野变狭小，以及和过去比起来要在稍微离开剥离面的位置进行剥离刀的操作。最近透明帽的透明度增加，视野不会轻易受到影响，虽然稍微远离剥离面的操作需要一定的适应过程，但是并不是那么难以适应。

　　在"决定速度的阶段"的结肠 ESD 初期剥离中，使用前端细的透明帽是一个有效的方法。

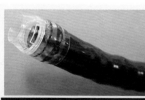

图 94.1（上）　前端细的透明帽
图 94.2（下）　可以在开始剥离的阶段就进到黏膜下层

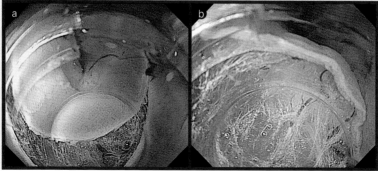

a　　　　　　　　　　b

前端细的透明帽可以降低 ESD 的难度

吉田亮（佐世保市综合医疗中心　消化内科）

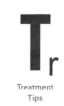

Tr

Treatment
Tips

在行 ESD 时，内镜前端必须要安装透明帽，而进行安全、稳定的 ESD 操作的要点是如何使内镜进入黏膜下层治疗。

内镜进到黏膜下层可以减轻呼吸和心跳对操作的影响，能很精准地确定（识别）切开线，做到安全的 ESD。

那么，大家在做 ESD 时，安装什么样的内镜透明帽呢？

也许更多的人是使用直筒型透明帽，如果选择前端细的透明帽（以下称"ST 帽"）会如何呢？

也许大家会觉得 ST 帽有可能影响视野，但是现在的透明帽的透明度大大增加，和一般的直筒型透明帽的视野没有太大的差别（图 95.1）。

下面给大家看一下安装 ST 帽后的 3 个病例图像：食管 ESD 切开一次后（图 95.2）、胃瘢痕病变的 ESD 中（图 95.3）、结肠 ESD 插镜时（图 95.4）。

大家是不是稍微消除了"ST 帽不好用"这种想法了呢。

一定要试一试！

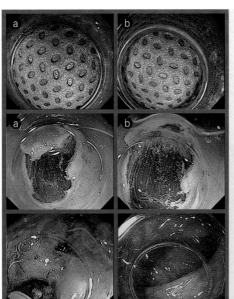

a. 安装直筒型透明帽后；b. 安装 ST 透明帽后（前端外径变为内镜的约 2/3）进入黏膜下层变得更容易
图 95.1　安装各种透明帽后的图像

a. 安装直筒型透明帽后；b. 食管 ESD 切开 1 次后（更换 ST 帽后就进到黏膜下层了）
图 95.2　食管 ESD 切开 1 次后

图 95.3（左） 对胃瘢痕病变行 ESD 时进入黏膜下层，而且视野良好（确定剥离线）
图 95.4（右） 结肠 ESD 进镜时，视野良好

如何去掉 ESD 术后迟发出血时黏附于溃疡底的凝血块

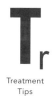

Tr
Treatment Tips

北村阳子（市立奈良医院　消化内科）

在行 ESD 的过程中，即使是在恰当的层剥离、术后彻底处理血管预防出血，也很难避免 ESD 术后迟发出血。

在 ESD 术后出血行急诊内镜检查时，由于胃内满是血迹，溃疡底部附着大量凝血块，有时候难以判断出血部位（图 96.1）。

"用止血钳夹住凝血块凝固止血"是不可取的。止血的要点是要找到出血点，做出血点止血。

如何去除凝血块呢？使用鳄鱼钳？ESD 术后出血附着在溃疡底部的凝血块较软，用鳄鱼钳可能会弄碎凝血块，不能很好地清理凝血块。用回收网？可能只有很少的凝血块能被收纳到回收网，不能完全清理掉。

推荐大家使用圈套器！使用结肠 EMR 用的钢丝较硬的圈套器。不用给圈套器通电，就像做冷圈套息肉切除术（cold snare polypectomy）一样，采用切开凝血块的方式去除凝血块。要从溃疡边缘开始，看见部分溃疡底部后以此为起点，用圈套器切除凝血块以进一步扩大溃疡底可见范围直至清楚地观察到全部溃疡底。在能够识别出凝血块和溃疡底的边界后，也可以借助透明帽进到凝血块和溃疡底之间（图 96.2）。由于存在多个部位出血的可能性，因此要将凝血块全部清理掉。

虽然大家都不希望发生 ESD 术后出血，但是一旦发生，一定要在完全清除凝血块的基础上进行有效的止血，一次完成全部出血点的止血。

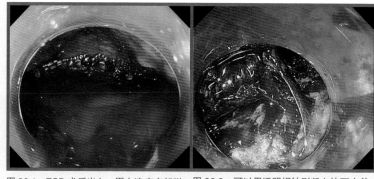

图 96.1　ESD 术后出血。胃内溃疡底部附着厚的凝血块，看不清出血点

图 96.2　可以用透明帽钻到凝血块下方并剥开凝血块

为结肠 ESD 初学者设计的安全牵拉法

西山典子（香川大学医学部　消化内科）

在行结肠 ESD 的过程中经常会遇到皱襞的弯曲及直对肌层而难以继续剥离下去的状况。为了更安全、有效地进行剥离，需要保持黏膜下层良好的视野，同时达到预防出血的目的。

我院使用做成环形的外科丝线进行牵引以展开手术视野的方法[1]。具有成本低和在短时间内就可以轻松完成黏膜下层剥离的优点。

操作方法简介

在全周切开后，用钛夹将预先做好的 8 mm 的环形线固定在黏膜瓣开口处，然后吸气，用钛夹将环形线固定到管腔对侧。然后注气，就可以形成良好的牵拉效果（图 97.1、97.2，视频 97.1）。

准备的物品

可旋转钛夹装置、蓝色 E-Z 钛夹（奥林巴斯公司生产）、直径约 8 mm 的环形线（使用 3-0 尼龙线事先做好）。

牵引操作步骤（视频 97.1）

稍微张开钛夹，一端钩住环形线后回收到套管内。

将收纳环形线的钛夹插入内镜钳道，在预定留置钛夹的部位缓慢打开钛夹，放下环形线。

用钛夹勾起环形线后，固定到进入黏膜下层的入口部黏膜瓣（注意不要在没有充分剥离的小的黏膜瓣上用钛夹夹上肌层，或者在还没有剥离充分展开良好的视野下夹闭钛夹）。

用另一钛夹勾起圆线，一边吸气一边将圆线固定到对侧黏膜（这样可以获得良好的牵引效果）。

剥离结束后，可以用剪刀轻松剪断环形线并回收。

一定要试一下。

参考文献

[1] Mori H, et al. Novel and effective countertraction using a ring-shaped thread for safer gastric and colorectal endoscopic submucosal dissection. Gastrointest Endosc 84（4）: 735-736, 2016

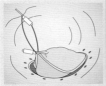
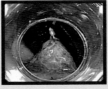

在结肠 ESD 中使用环状线牵引法

图 97.1　模式图　　图 97.2　内镜图像

视频 97.1　结肠 ESD 中使用环状线牵引法

结肠 ESD 标本回收的新方法——TED 法

根本大树（福岛县立医科大学会津医疗中心　小肠、结肠、肛门科）

大家是怎样回收 ESD 标本的呢？

是一边吸引着标本的反面一边退镜，或者是用回收附件进行回收的吧。

但是当标本巨大时，这些方法都不能顺利进行，甚至是难以回收。尤其是通过肛门时非常困难，原因是存在肛门直肠角（anorectal angle）以及肛门括约肌的抵抗。

无视这些强行取出标本，有时候会造成标本撕裂。

因此我们想到了快速、简便的标本回收法——排便动作回收肿瘤（tumor extraction by defecation, TED）法！

顺序如下。

◎ 在直肠灌入约 300 ml 水（使患者感受到便意）。

◎ 让患者到厕所排出标本（坐在坐便器上并前倾上身，会使直肠肛门角直线化。用力可以使肛门括约肌上部加压，松弛肛门括约肌，见图 98.1）。

详细做法见参考文献［1］。即使是 25 cm 大小的巨大标本也可以简单回收。我院是在坐便器上铺上塑料进行回收的（图 98.2）。

参考文献

［1］Nemoto D, et al. A novel retrieval technique for large colorectal tumors resected by endoscopic submucosal dissection : tumor extraction by defecation. Endosc Int Open 4（1）: E93-E95, 2016

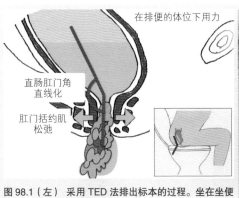
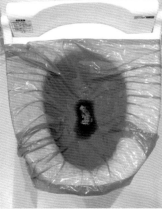

在排便的体位下用力

直肠肛门角直线化

肛门括约肌松弛

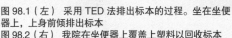

图 98.1（左）　采用 TED 法排出标本的过程。坐在坐便器上，上身前倾排出标本
图 98.2（右）　我院在坐便器上覆盖上塑料以回收标本

在不能通过吸引回收标本时的一个有效方法

岸田圭弘（静冈县立静冈癌症中心　内镜科）

Tr
Treatment
Tips

在结肠息肉切除术后，一般是用吸引法回收标本的，但是当标本较大，不能靠吸引回收时，你是不是有过不得不用三爪异物钳取出标本的经历？这次我介绍一下在这种情况下进行有效吸引回收的技巧。

堵住漏气

每个医院的负压吸引力是固定的，不能改变。因此，减少"漏气"很重要，充分利用好负压。

◎ 在发现内镜到吸引器之间的管路上有漏气的声音时，要整理管路，消灭漏气声。

◎ 在吸引过程中，用右手压一下钳道口的橡胶塞（图 99.1）。即使看起来橡胶塞闭合得很好，但是也有可能有轻微的漏气。用手指从上面压下橡胶塞可以完全闭上橡胶塞，消灭漏气。

◎ 用注水钮注入少量水，使被吸引的标本变得湿润，以消除标本和钳道之间的小缝隙并润滑，提高回收效率。

增加吸引压力

可用内镜增加吸引压力。内镜前端吸引标本后，在钳道口安装 25 ml 注射器后用手抽吸（图 99.2）。要抵抗注射器回弹的力量并保持抽吸状态，就会把注射器负压叠加到负压吸引器的负压上，就可以在内镜前端加上比原来更大的负压。

不能回收标本会影响其他病变的发现及对病变的处理，也会影响内镜检查质量。大家可以试一下。

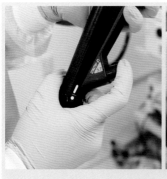 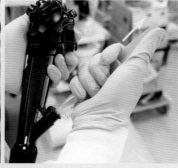

图 99.1　在吸引过程中堵住活检塞漏气处　　图 99.2　在吸引状态下抽吸注射器

行结肠 EMR 时，完整圈套病变口侧的圈套技巧

Tr

Treatment
Tips

和田祥城（和田胃肠医院）

在行 EMR 过程中局部注射的重要性是毋庸置疑的，这次我来介绍一下圈套的技巧。

在注射形成隆起的病变上方套上圈套器，在固定、收紧的过程中（图100.1a），为避免病变从圈套器滑脱而用力，使圈套器过度压上病变。

这样就会使圈套器的前端弹起来，造成病变的口侧部分残留，最终变成分片切除（图 100.1b），这是一个很遗憾的结局。这种情况在刚刚开始切稍大病变的内镜初级至中级水平的术者中多见。

采用前端固定法行 EMR 时可以清楚地看到圈套器的前端，但是，由于病变部位以及肉眼分型等原因，有时会在不能确认病变口侧是否很好地被圈套器套住的情况下收紧圈套器。

这时候，必须进行充分的黏膜下层注射，在病变的周围黏膜上套上圈套器后，边注意基底不滑脱边收紧圈套器，同时要将圈套器稍微拉起一点点（图 100.1c）。

这样可使圈套器的前端低下去从而避免病变口侧残留，达到完整切除。

大家在做 EMR 时可以试一试。

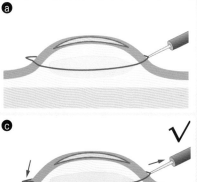

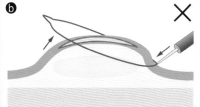

图 100.1　a. 圈套；b. 过度压下圈套器会使圈套器前端弹起而使病变的口侧部分残留；c. 略拉起圈套器可以使圈套器前端落下，避免病变口侧残留

完整切除结肠大肿瘤的技巧

Treatment
Tips

高田和典（静冈县立静冈癌症中心　内镜科）

与 ESD 相比，结肠 EMR 是低侵袭性的技术，但是存在较低的整块切除率和较高的局部复发率的问题。有报道称，预切开 EMR 和改良 ESD 可以提高整块切除率，但是这些都难以称之为简单的技术，需要一定的技术熟练程度。

因此，我在这里介绍一下简单且能达到较高的整块切除率的"Tip-in EMR"。这一技术作为圈套器前端刺入法最初是在 2001 年由野村美树子等报道的[1]，2016 年我院以"Tip-in EMR"这一名称进行了报道[2]。

Tip-in EMR 只需要一般 EMR 的圈套器，无需特殊耗材。图 101.1 中介绍了操作概要。

刺入圈套器前端的位置要选择在活检钳道出口的对侧，这是能稳定地收紧圈套器的要点。在完全张开圈套器后，通过调整内镜镜角及圈套器的进出将病变整体套住。当病变较大、跨过皱襞时，即使不能在直视下收紧圈套器，但是由于前端刺入部位的固定作用，也可以保证完整圈套口侧边缘。这一技术是能套住比普通 EMR 更大病变的方法，在收紧圈套器后要松开一下（松开固有肌层再圈套），这对于预防穿孔是很重要的。

我院对于直径 20 mm 左右的病变都是积极地采用这一方法进行治疗，不需要特殊的器械，大家可以尝试一下。

操作示例见视频 101.1。

参考文献
[1] 野村美树子, 他. 大腸腫瘍の内視鏡的粘膜切除術におけるスネア先端刺入法の有用性. Gastroenterol Endosc 43（9）: 1821-1827, 2001
[2] Chien HY, et al. Tip-in EMR for R0 resection for a large flat colonic tumor. Gastroenterol Endosc 84（4）: 743, 2016

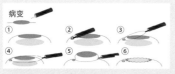

① 黏膜下注射甘油果糖形成充分的黏膜下层隆起。
② 圈套器前端伸出约 2 mm，用切开模式刺入病变的口侧黏膜下。
③ 以圈套器前端为支点，通过操作内镜充分打开圈套器。
④ 边确认病变边缘以确保边缘全部套入边收紧圈套器。
⑤ 收紧一次后松开一下，经内镜注气后再次收紧圈套器。
⑥ 用切开模式切除病变
图 101.1　Tip-in EMR 的操作概要

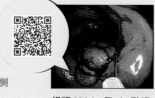

视频 101.1　Tip-in EMR

Cold Snare Polypectomy 的操作技巧

本田徹郎（长崎港医学中心市民医院　消化内科）

最近开始对直径 10 mm 的息肉做冷圈套息肉切除术（cold snare polypectomy，CSP）。

这是用专用圈套器收紧息肉后，不通电直接切除的方法。

由于这一技术简单、省时，发生迟发出血的风险小，因此我在内镜诊疗中经常使用这一方法。

为了防止残留病变，要将周边的正常黏膜充分套进去后再收紧圈套器。

这时候的技巧是将圈套器的前端固定到离开病变的正常黏膜，如有必要可以一边轻轻吸气一边收紧圈套器。

圈套器并不一定要完全张开。要确认圈套器前端套住足够的正常黏膜后收紧包括周围正常黏膜在内

的病变再切除。

在切除后会有少量渗血，但形成凝血块后就可以自然止血。开始做的时候会担心是否有问题，做多了就会发现确实没有什么大问题。

当然，创面没有必要用钛夹闭合，这和简单的活检类似。

迄今为止，我们做了很多的CSP，几乎没有发生迟发出血的病例。由于不需要局部注射及钛夹夹闭，可高效率地在 1 次检查中完成多数息肉切除。

对于担心水平断端可能阳性的病例也可以在局部注射后进行冷圈套切除（就是一般的 EMR 不通电切除的方法）。

这是非常有效的治疗技术，大家可以尝试一下。

做 Cold Polypectomy 时
是否使用放大内镜?

吉田俊太郎（东京大学医学部附属医院　光学诊疗诊察部）

T r

Treatment
Tips

很多人行结肠镜检查的目的是筛查结肠癌以及查便潜血阳性的病因。由于结肠息肉切除术可以预防结肠癌，因此，如何简便、高效地切除发现的息肉是我们一直思考的问题。

最近，采用圈套器和大活检钳的息肉冷切除术（cold polypectomy）被广泛应用。这一技术是 1989 年由 Meeroff 等在 *Gastrointestinal Endoscopy* 中报道的，其后，随着内镜器械的进步，现在在日本掀起了一个巨大的浪潮。

Cold polypectomy 是一个简单、高效的技术，但是，要注意切除对象内有可能会包括小的结肠癌（图 103.1）。

我想大家也经常会纠结该选择 cold polypectomy 还是 EMR。我认为放大内镜下的观察对于治疗方法的选择可起到重要的作用。

放大观察可以明确病变性质及范围。和过去相比，放大内镜的前端硬性部的操作性能有了显著的改善，插入性能也有了提高。

当然学习 pit pattern 诊断和 JNET 分型是基础，在普通内镜和放大内镜下仔细观察小息肉，可以观察到息肉的多样性，也许会有诊断的新发现。

要注意，息肉的大体形态学观察对诊断是很重要的，不要只注重对息肉表面的观察。见图 103.2。

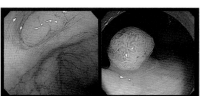

图 103.1　内镜下小的结肠癌图像

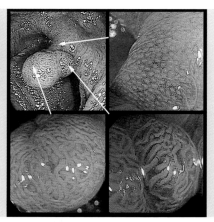

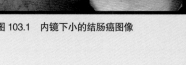

图 103.2　对于息肉的内镜和放大内镜的观察图像

便宜的 EST 和取石术

江口考明（大阪府济生会中津医院 消化内科）

Tr

Treatment
Tips

大家在取较小的结石时会使用什么器材呢？

一般做内镜下括约肌切开术（endoscopic sphincterotomy，EST）后用小球囊取石。我们也是一样的，但使用的是 EST 刀和取石球囊一体的 Stonetome™。

但是与占据 EST 刀的很大市场份额的 CleverCut3V™ 比较，其存在以下缺点：① 切开刀丝（刀）难以朝向胆管方向；② 由于没有绝缘体外套，容易贴到口侧十二指肠壁导致灼伤；③ 是收拉（pull）型刀片，

不能做推进（push）下的操作。

因此，我们在开始的时候就把刀手工折成"〈"形，以提高刀的操作性能（图 104.1）。

如图 104.1，要将刀折成在直视下从导管左侧呈"〈"形突出的程度，这样可使收拉型 Stonetome™ 具备原来没有的相当于推进的功能。

具体操作方法就是可以将刀拉起至胆管轴后切开。如果刀丝轴没有朝11 点方向，可以将刀丝横过来，像推进一样朝 11 点方向切开（图 104.2）。

大家可以尝试一下。

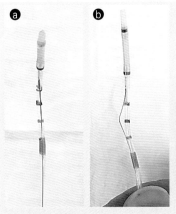

a. 一般刀的位置；b. 折成"〈"形后的位置
图 104.1 Stonetome™ 刀

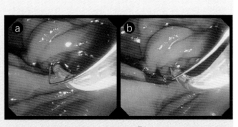

a. 收拉型刀的位置与 CleverCut3V™ 的推进相同；b. 拉紧收拉型刀，刀会朝向 11 点方向
图 104.2 用 Stonetome™ 刀切开

EST 切得不顺利时要再确认
乳头括约肌的位置！

土屋贵爱（东京医科大学临床医学系　消化内科）

对于胆胰内镜医生，如何很好地完成经 EST 是永恒的话题。会遇到"不知道为什么切不顺利，抬钳器抬到头了！"等问题。

这时候，请再确认一下乳头括约肌的位置是不是还在插胆管时候的位置呢？插管时和行 EST 时，直视下乳头括约肌的位置不能是一样的。

所谓插管时直视下乳头括约肌的位置是在将导管前端插入乳头括约肌时，通过上旋的镜角使导管自然地插入胆管深部的位置。一般情况下乳头括约肌应该是在内镜图像的略右上方（图 105.1）。

而行 EST 时乳头括约肌应该在内镜图像的中心或者中心略偏下方的位置（稍微退一点点内镜）（图 105.2），这个位置下，在刀丝上给一点点牵拉力后踩踏脚踏板就会自然地切向胆管方向。不需要做无谓的上旋镜角，抬钳器也能够切开乳头括约肌是最理想的状态。

充分注气使肠管张开也很重要。另外在这样的位置上，使用内镜的向上旋钮或抬钳器也能将乳头括约肌切开，所以其实有很多的方法去选择。

大家一定要尝试一下。

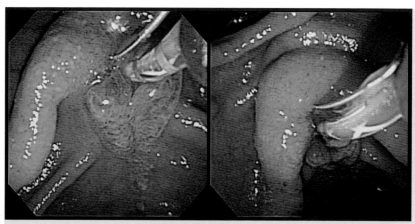

图 105.1　胆管插管时直视下乳头括约肌的位置　　图 105.2　EST 时直视下乳头括约肌的位置

治疗非乳头部十二指肠肿瘤时可以尝试使用结肠镜

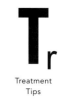

Treatment
Tips

山崎泰史（冈山大学医院　消化内科）

　　非乳头部十二指肠肿瘤内镜治疗的主要问题是并发症发生率高。

　　最近有报道称，对于比较小的十二指肠肿瘤采用 CSP 和 UEMR（underwater EMR）是安全、有效的，也许大家今后对于十二指肠肿瘤的治疗机会会逐渐增加。

　　在治疗十二指肠肿瘤时一般选用什么类型的内镜呢？

　　也许会认为"十二指肠镜＝胃镜"，但是一般的胃镜向下的镜角仅为 90°（图 106.1a），即使把病变放到 6 点方向，由于向下的镜角不足也会使圈套器套不上病变。

　　由于结肠镜向下的镜角可以旋转 180°（图 106.1b），能轻松地套住病变，因此可以尝试用结肠镜做十二指肠肿瘤的 CSP 和 UEMR。

　　你一定会觉得使用结肠镜进行治疗和使用上消化道内镜进行治疗不一样，内镜治疗突然变得简单起来，就像手挠到发痒的部位一样爽快。

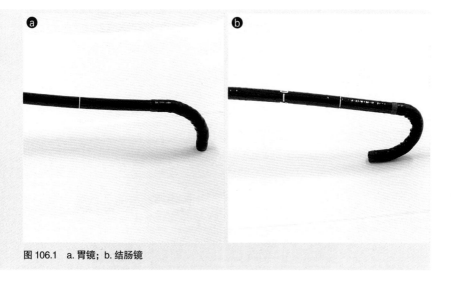

图 106.1　a. 胃镜；b. 结肠镜

用指腹旋转导丝，
做专业的助手

松本和幸（冈山大学医院　消化内科）

Tr

Treatment
Tips

ERCP 过程中，术者自不必说，助手的作用也是很重要的。

助手的主要作用包括操作导丝（guide wire，GW）、突破狭窄部、超选目标胆管等。

能否很好地操作 GW 是检查成功的关键。因此，在这里介绍一下我的 GW 操作技巧。

如图 107.1 所示，用右手的示指和拇指拿着 GW，就像用指腹捻着 GW 一样施加扭矩。

就像捻纸条一样缓慢、轻柔地旋转 GW，这时如果动作过大就可能使导丝前端滞后转 3 圈左右，不容易控制，需要注意。

当用左手拿着导丝时，要如图 107.2 所示，用 2 个手指支撑导丝。通过轻轻支撑来保持导丝的自由度，使

GW 稳定（注：操作时需要戴上手套）。

在操作 GW 时，要把 GW 从收纳套中全部抽出，把 GW 的末端放在操作台或者处置袋内，使其处于自由状态。这样会使手指旋转的力量更容易传导到 GW 前端。如果术者用抬钳器固定住 GW 就会制动 GW 的活动，因此在术者专注于操作而没有注意到导丝被"锁死"的时候要提醒术者。

有一句话叫"功到自然成"，ERCP 的助手也是一样，"在术者旁边白站 3 年也会熟练起来"。因此一定要先做好助手这个工作。

做好助手就可以掌握整个 ERCP 过程，一旦当你成为术者的时候，在做助手时积累的经验一定会发挥作用。

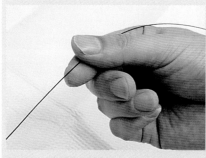

图 107.1　右手的导丝拿法

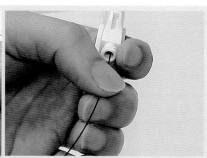

图 107.2　左手的导丝拿法

用"180 法"轻松调整球囊大小！

藤江慎也（静冈县立静冈癌症中心　内镜科）

临床常用带有阀门的注射器调整用于胆总管取石术中的球囊的大小。

用注射器注入空气后关闭阀门可以维持球囊处于扩张状态，这个操作比较容易。但是想把球囊稍微调小的时候，如何把球囊调整成一定的大小却比想象的难。

有时候，当我们打开阀门想把球囊内的空气抽出一点来调整球囊大小时，球囊会完全缩回去而只能从头再来。

在这里，我介绍一下"180 法"，操作很简单（图 108.1）。

◎ 按照常规把球囊打开，把阀门横过来完全闭死。

◎ 迅速转阀门 180°。就像视频 108.1 中所示，旋转 180° 可以抽出 0.5 ml 空气。

通过重复这个操作，每次可以使球囊缩小一点点直到最合适的大小。

需要注意的是，如果一下转 270°，球囊会在中途完全缩回，因此一定要准确转 180°。

如果您苦恼于不能准确调整球囊大小时，可以尝试一下这个方法！

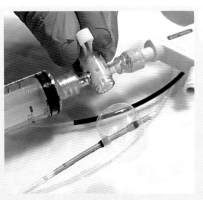

图 108.1　旋转阀门前。使用 Multi-3V Plus Extraction Balloons（奥林巴斯）和附带的 20 ml 注射器

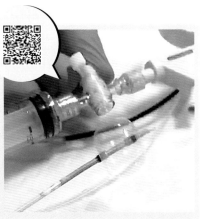

视频 108.1　旋转阀门 180° 后，少量空气返回注射器内

第一次进行 EUS-CD 时
问题不断

佐藤晋一郎（千叶综合医院　消化内科）

Tr

Treatment
Tips

希望这篇文章能让第一次做超声内镜下囊肿引流术（endoscopic ultrasound-guided cyst drainage，EUS-CD）者有所收获。

EUS-CD 一般是按照以下顺序进行。

◎ 经 EUS 穿刺假性囊肿 / 包裹性坏死（walled-off necrosis，WON）并造影囊肿内部。

◎ 留置 GW，扩张造瘘口。

◎ 通过双腔导管留置 2 根 GW。

◎ 在囊肿 /WON 消化道放置双猪尾支架。

在这些过程中我遇到过的问题及解决方法如下。

◎ WON 的内部高 / 低 / 无回声混在，比假性囊肿更难识别。因此不要着急，要谨慎寻找穿刺部位。

◎ 由于假性囊肿壁硬，有时候不能

用通电扩张器穿通，可以使用 ES Dilator（瑞翁医疗公司）和胆管扩张球囊穿通及扩张。

◎ 有时由于囊肿 /WON 的内腔狭小，没有足够的空间留置 GW，期待能有柔软的 GW 问世。

◎ 在将推进式双猪尾支架插入囊肿内时，由于力量传导欠佳，甚至会发生 GW 打弯脱出（图 109.1）。现在使用可在手柄处释放的 Advanix™J（波士顿科学公司），就能顺畅地放置支架。尽量不要使内镜远离穿刺部位也是很重要的。

即使通过观看视频接受培训，但是一旦实践起来经常会遇到意想不到的问题。因此，在开始做 EUS-CD 的医生时一定要充分注意到问题发生的可能性，千万不要急躁。而且现在已经有了哑铃型支架，大家可以参考一下。

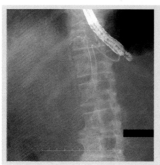

图 109.1　EUS（X 线透视下）图像。尝试在囊肿内置入双猪尾支架，结果连导丝都打弯了

拔除塑料支架的 2 个要点

佐藤高光（横滨市立大学附属医院　肝胆胰消化系统疾病科）

Tr
Treatment
Tips

对于 ERCP 初学者来讲，交换胆管塑料支架是最适合的教学案例。

但是，您是不是有过拔除支架费力的情况，因此还承受了周围人的冷眼呢？

在拔除支架时，包括 2 个步骤：① 抓住支架；② 把支架拉进内镜。

有很多医生是无意识地去做，我是有意识地注意以下的要点操作。

由于异物钳比较硬，需要边放下抬钳器边伸出异物钳。十二指肠镜为后方斜视镜，异物钳是从图像的右上向下伸出，因此推荐在从支架的左上俯视的视野下完成操作（图 110.1）。

在抓住支架后，如果就这样拉出来，有可能被钳道口挡住。这时候要把内镜向内推进一下，重新转换成仰视的角度。这样就会使胆管的轴和钳道开口之间的角度变得平滑，就更容易拔出支架（图 110.2）。

这个操作方法在类似的治疗中也能使用，一定要有意识地尝试一下。

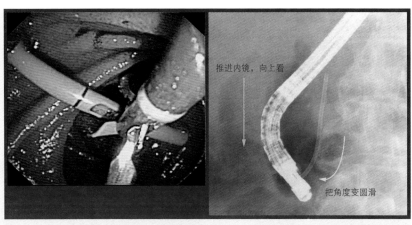

推进内镜，向上看

把角度变圆滑

图 110.1　因为异物钳硬，要边放下抬钳器边伸出异物钳

图 110.2　夹持支架后，要把内镜推进一下，重新变成仰视的角度

观察技巧 O

诊断技巧 D

治疗技巧 T

心态的培养 M

来自其他科室的建议 A

观察技巧 O_b

诊断技巧 D_i

治疗技巧 T_r

心态的培养 M_e

来自其他科室的建议 A_d

放置多根胆管支架的技巧

松本和幸（冈山大学医院　消化内科）

Tr
Treatment
Tips

采用胆管支架置入术进行胆汁引流对于胆胰内镜医生来说是最基本的操作，但同时放置多根支架也是技术难度较高的操作之一。在我院，从上一代医生开始就很积极地放置多根支架，因此在这里介绍一下放置多根支架的技巧。

要想成功放置多根支架，需要有一定的理论知识（当然也需要体力和不服输的精神）。主要是看到ERC后要确定支架放到哪个分支、放置的顺序、支架前端的位置。

在此介绍一下放置支架的顺序。从和胆总管成锐角的分支开始放置，以利于支架间隙的张开（图111.1）。因此是左→后→前的顺序

（图111.2）。

放置塑料支架时，一定是从难放置的分支开始放置。一般来讲，向左支放置支架时，由于左支和内镜的位置关系，造成力的传导方向呈"S"形而不好传导，因此插入较困难。

前支支架放置时，由于力量传导是直线的，更容易插入。因此，我们基本上是按照左→后→前的顺序放置支架。

助手对GW的操作也很重要，有必要注意所使用的GW的特点。

在放置多根支架的时候会有各种各样的影响因素，要一边学习理论知识一边实践，这样才会提高成功率。

大家一定要尝试一下。

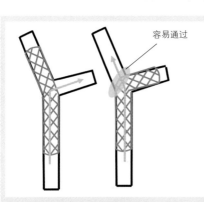

图111.1　优先对和胆总管成锐角的分支插管。支架网眼在成锐角的胆管里打开

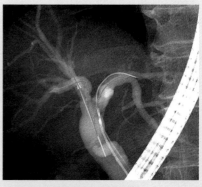

图111.2　一般是左→后→前的顺序

憩室出血时，对憩室内部的观察很重要

东玲治（广岛市立广岛市民医院　内科）

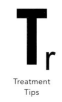

Treatment Tips

近年来，结肠憩室出血的发病率有增加的趋势，5%~10%[1] 的结肠憩室会引发无痛性便血。

由于这种出血常常会自动停止，因此能确认的憩室出血的比例为 20%~30%[2]。憩室出血原则上是动脉出血，会在憩室内看到裸露的血管。因此即使出血自动停止也要寻找裸露的血管。

难以确认憩室出血的原因包括以下 3 点：① 未做肠道准备造成视野不良；② 多发憩室；③ 难以观察憩室内部。

因此，我们先做增强 CT 以锁定出血部位，之后经口服用肠道清洁剂做肠道准备以确保良好的视野，最后于内镜前端安装透明帽观察憩室内部。确保良好的视野就可以观察憩室内部，用略长（内镜下可以看到一圈透明帽的程度）的透明帽（图 112.1）顶开憩室可更容易地观察到裸露的血管（图 112.2）。

使用带注水功能的内镜认真去除附着的凝血块也有利于确认裸露的血管。

参考文献
[1] Young-Fadok TM, et al. Colonic diverticular disease : natural history, clinical features and diagnosis. In : Rose BD, ed. UpToDate in medicine [CD-ROM]. Wellesley, MA : UpToDate, 1997
[2] 櫻井幸弘. 大腸憩室症の病態. Gastroenterol Endosc 47（6）: 1204-1210, 2005

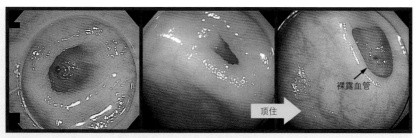

裸露血管

顶住

图 112.1　安装稍长（图像上能看到一圈透明帽的程度）的透明帽　　图 112.2　用透明帽把憩室顶开

确认为憩室出血后，可以用尼龙绳结扎止血！

林芳和（自治医科大学内科学教研室　消化内科）

Tr

Treatment
Tips

不少医生觉得治疗结肠憩室出血很困难。用钛夹等常用的止血方法的效果不是很确切。

近年来有报道称，使用食管曲张静脉结扎环的内镜套扎术（endoscopic band ligation，EBL）有效[1]。但是，在发现出血部位后，必须拔出内镜装上套扎环后再次进镜，如果套扎环没有被释放好，还需要再拔出内镜，因此操作有一些难点。

如果使用尼龙绳结扎止血法[2-3]就可以解决这些问题。通过吸引使憩室内翻，采用戴帽的 EMR 的做法结扎就可以了。这时候如果使用直径和内镜前端合适的透明帽就可以很容易地在透明帽内保持尼龙绳稳定。尼龙绳最好使用结扎食管曲张静脉时用的打开后大小在 13 mm 的那种（MAJ-339，奥林巴斯），也可以检查时用在结肠镜检查时用的长的结扎装置。内镜钳道最好为 3.2 mm 以上钳道的内镜以保证足够的吸引力。

另外，结肠憩室出血时，由于结肠内有血液残留会造成视野不良，如果有可能，可以将聚乙二醇加入注水泵的水瓶内，与用水清洗比较，聚乙二醇能更干净地去除结肠壁上的血迹。

关于并发症，有报道显示在 EBL 后有憩室炎和迟发穿孔发生的病例，因此在结扎后也要注意观察病情。

示例见图 113.1。

参考文献

[1] Ishii N, et al. Endoscopic band ligation for the treatment of bleeding colonic and ileal diverticula. Endoscopy 42（2）: E82-E83, 2010

[2] 奈良坂俊明, 他. 大腸憩室出血に対する留置スネアによる結紮止血法. Prog Dig Endosc 86（1）: 87-89, 2015

[3] Akutsu D, et al. Endoscopic detachable snare ligation : a new treatment method for colonic diverticular hemorrhage. Endoscopy 47（11）: 1039-1042, 2015

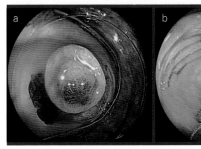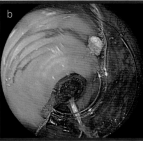

图 113.1　a. 被吸引内翻的憩室，可见憩室内裸露的血管伴有糜烂，判断为出血原因。本例是用直筒型爪型透明帽。b. 内翻憩室后，用尼龙绳结扎

被人称赞的钛夹止血术

滝本见吾（京都医疗中心　消化内科）

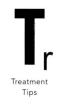

Treatment
Tips

在 ESD 全盛时期，不管哪家医院，主要的止血方法应该是凝固止血法。但有时会遇到单用一种止血方法止不住血的情况，因此需要掌握各种止血法。

在使用钛夹止血时，对于胃体部的病变，把钛夹垂直打在较硬的溃疡底部裸露血管上要比想象中的困难。会有偏离血管或没有垂直打上去反而引起出血等情况。

今天我来介绍一下能被上级医生称赞为"打得好"的钛夹夹闭止血法。

◎ 首先快速找到裸露血管和出血点。

◎ 在向上仰视的镜角下接近出血点

（图 114.1a）。

◎ 钛夹张开，将钛夹前端像夹闭血管一样顶在溃疡底，这时候要避免钛夹碰到裸露血管。

◎ 一边缓慢向外拉内镜一边放松镜角，利用杠杆原理使钛夹慢慢垂直于溃疡底（图 114.1b）。

◎ 稍微伸出外鞘并释放钛夹（图 114.1c）。

采用这一方法，在胃体活检时能取到大的组织标本，该方法也可以用于对胃癌进行全焦距观察时。

希望能对大家有所帮助。

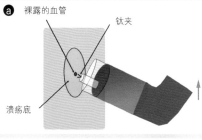

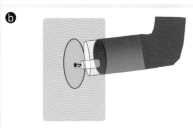

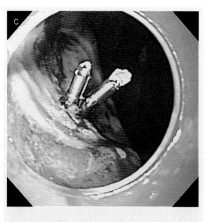

a. 在向上仰视的视野下接近血管；b. 缓慢拉出内镜、放松镜角；c. 稍微伸出外鞘顶住，释放钛夹
图 114.1　钛夹止血的技巧

结肠憩室出血点的
钛夹夹闭技巧

岸埜高明（市立奈良医院消化病肝脏中心　消化内科）

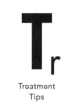

T
r

Treatment
Tips

　　有关结肠憩室出血，不仅诊断困难，止血后再出血也是尚未解决的课题。

　　近年来开发了套扎法（endoscopic band ligation）和尼龙线圈法（endoscopic detachable snare ligation）等并逐渐普及，但还是有些憩室炎及迟发穿孔的零星报道。

　　我从预防并发症的角度出发，把用钛夹夹闭憩室内出血点（直接法）作为憩室出血治疗的第一选择。

　　直接法存在的问题包括：① 对憩室内的观察；②钛夹插入憩室内；③视野的稳定性等。

　　对于上述问题的解决方法如下。

　　针对①，采用水下观察法[1]。通过水下观察去除反光，可以更好地观察憩室内。通过向憩室内注水使憩室张开，可以很容易地将钛夹插入憩室内。

　　针对②，将打开的钛夹收回到钳道后再伸出去，这样可以减少钛夹的张开幅度（图 115.1），即使是狭小的憩室也有插入的可能。

　　针对③，安装较长的透明帽（7 mm 左右）。安装长的透明帽可以在透明帽内改变钛夹的方向，做更精准的夹闭（视频 115.1）。

　　能做直接法止血的病例是有限的，但是如果有机会，可以尝试一下。

参考文献

[1] Kishino T, et, al. Usefulness of water immersion observations to identify the stigmata of hemorrhage in colonic diverticular bleeding. Dig Endosc 30（1）: 121-122, 2018

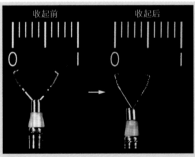

图 115.1　打开的钛夹收回到钳道后的张开幅度

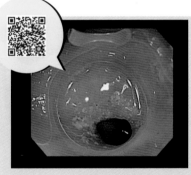

视频 115.1　结肠憩室出血的钛夹夹闭法（直接法）

观察技巧 Ob　诊断技巧 Di　治疗技巧 Tr　心态的培养 Me　来自其他科室的建议 Ad

三阶段法夹紧，
提高夹闭成功率

隅田赖信（国立医院机构九州医疗中心　消化内科）

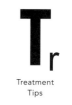

Treatment
Tips

　　在内镜诊治过程中有可能会遇到各种各样的状况，钛夹夹闭是不可或缺的技术。

　　ZEOCLIP®（瑞翁医疗公司）是新的钛夹系统，特点是夹闭的组织量多。但是在实际使用后有人指出，在夹闭组织时力量传导不好，操作困难。

　　主要是由于急剧的弯曲及旋镜会使双层结构的外鞘发生弯曲，力量不容易传导到钛夹上。

　　所以，应先做第一次夹闭（将钛夹本体推出）（图 116.1 ①），然后缓慢松开少许镜角（第一次松开镜角）（图 116.1 ②），然后第二次松开镜角（几乎是完全松开镜角）（图 116.1 ③），通过重复同样的操作，可以将力量传导到钛夹上。

　　这种钛夹能抓取更多的组织，防止钛夹崩开。可以尝试一下。

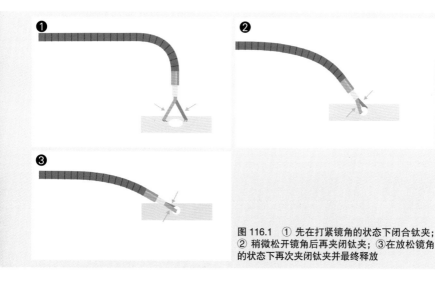

图 116.1　①先在打紧镜角的状态下闭合钛夹；②稍微松开镜角后再夹闭钛夹；③在放松镜角的状态下再次夹闭钛夹并最终释放

闭合大的创面时，
创造良好的闭合面是关键

小原英干（香川大学医学部附属医院　消化内科）

闭合内镜切除后的创面是预防迟发性出血及穿孔的有效手段之一。但是，很多初学者对于大创面的闭合还是感觉有些困难的，因此在这里介绍一下闭合技巧（图 117.1 ① ~ ⑧）。

① 将创面放到图像的 3 点或 9 点方向。

② 用水平打开（朝向 3~9 点）的钛夹的一端钩住近端侧的正常黏膜。

③ 一边缓慢进出内镜，一边将钛夹的另一端压到远端正常黏膜上，推进内镜钩住黏膜。

④ 随着创面的缩小，将切线方向的创面移向垂直方向，这就是所谓的创造闭合面。在开始闭合前以

及在创造闭合面的过程中可通过吸气缩小创面这一点也很重要。

⑤ 钛夹不要过度压迫缩小的创面并缓慢夹上黏膜。

⑥ 闭合创面一端。

⑦ 从创面一端开始依次重复同样的操作。

⑧ 将创面完全闭合好。有时候即使闭合了创面的一端但仍然残留较大的创面，可以接着闭合创面的另一端，可使中心创面的闭合变得容易一些。

这个方法是集合了调整空气量及内镜空间感的技术。如果想成为内镜高手，一定要掌握这一技术。

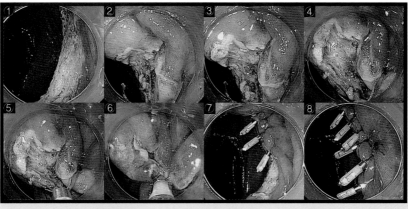

图 117.1　钛夹闭合创面的技巧

Tr

Treatment
Tips

助手练习调整止血夹的朝向

大野亚希子（杏林大学医学部　消化内科）

大家在日常的诊疗中辛苦了。

做有关内镜的诊疗工作，经常要做急诊内镜的术者及助手。术者和助手齐心协力顺利完成治疗可以使我们有很大的成就感，更重要的是能减少患者的负担。

当你作为助手参加诊疗时，是否曾为钛夹的朝向而烦恼过呢？

术者："用钛夹止血吧。"

助手："好！"

术者："伸出钛夹，打开。"

助手："好！"

术者、助手：（这个朝向啊……）

在争分夺秒的急诊内镜检查中，当伸出的钛夹方向不满意时，您是否有过放弃的想法呢？

如果这时候强行旋转钛夹就可能会给术者造成不必要的刺激。

事实上我们可以非常简单地将钛夹变换到目标方向（视频 118.1）。

助手一边用拿着钛夹的手稍微伸缩钛夹，同时用另一只托着钛夹的手缓慢旋转手柄部分。

这个旋转的动作会在伸出钛夹时传导过去，在到达目标位置后稍微后拉就可以被固定。伸缩钛夹的动作要轻柔一些，不要一次做很大的动作。缓慢地旋转会使调节更轻松一些。

如果旋转钛夹的手被占着，靠拿着钛夹的手旋转也可以。

明天开始在临床中练习一下吧。

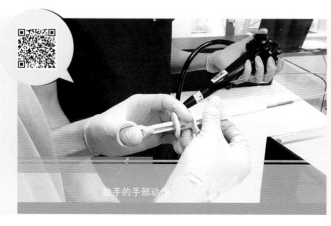

助手的手部动作

视频 118.1　调整钛夹的方法

新的经鼻空肠管插入法
——前端球囊法

山口太辅（嬉野医疗中心　消化内科）

Tr
Treatment
Tips

对于空肠粘连的患者，我想大家大多是使用经鼻内镜插入空肠管的。

使用内镜插管到十二指肠，其后在透视下继续进行插管，这样的做法常常给大家留下很难操作的印象。

这时候，一定要尝试一下前端球囊法（anterior balloon method）。

需要准备的物品是前端带球囊的空肠管（CLINY double-balloon type）和 10 ml 注射器（图 119.1）。

在 X 线透视下通过经鼻内镜将空肠管插入到十二指肠水平段后，在前端球囊里快速打气抽气就可以使空肠管不断地移向深部（视频 119.1）。

这一方法尤其适用于肠管急剧的弯曲以及深部小肠，可以缩短插入时间，迅速改善腹痛、呕吐等临床症状。

详细资料请见参考文献。

遇到这样的病例一定要试一下！

参考文献
[1] Yamaguchi D, et al. Effective insertion method of transnasal ileus tube for adhesive small bowel obstruction. Dig Endosc 30（1）：120-121, 2018

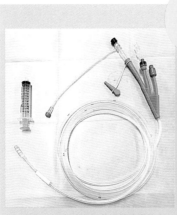

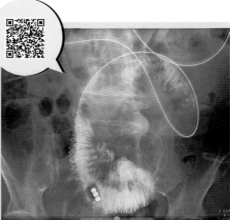

图 119.1　准备物品为前端带球囊的空肠管和 10 ml 注射器

视频 119.1　采用前端球囊法插入空肠管的实例

心态的培养

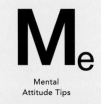

M_e

Mental
Attitude Tips

和内镜"交朋友"

田沼德真（手稻溪仁会医院　消化中心）

什么是成为内镜操作高手的必要条件呢?

首先是能够自由自在地操作内镜，为此需要在日常的临床诊疗过程中修炼操作上下左右旋钮以及旋镜等的方法。

见习也同样重要。观摩熟练者的技术（现场演示和操作视频也可以），将看到的好的操作技巧应用到自己的操作中，这也是使自己内镜技术进步的捷径。

还要"倾听"内镜的声音。这个"声音"要用右手指尖去感受，我除了用扶着内镜的第1~3指外，还用第5指轻轻摇晃、弹一弹内镜，来确认内镜是否存在轻微的扭曲及抵抗。

当技术不够娴熟时常会使用不必要的力量，即使内镜"不高兴"（具有很强烈的抵抗）还用很大的力量扭镜子，这不仅会给患者带来很大的痛苦，还可能会引发穿孔等严重并发症。这时候推荐大家松一下内镜，在自己松一口气后再轻轻拿起内镜，探究一下内镜"想走"的方向（抵抗低的方向）。

和动画片中的一句台词"球是朋友"一样，要"和内镜交朋友"。不要忘记和内镜一起向前走的初心，要尽力做精细的操作，这样就会打开成为内镜达人之路。

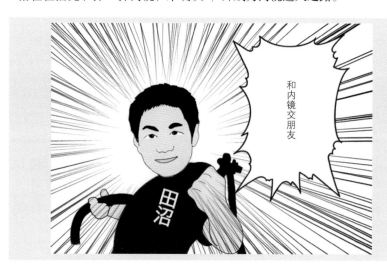

做好规划是治疗的关键

野中哲（国立癌症中心中央医院　内镜科）

Me
Mental
Attitude Tips

大家在做包括 ESD 在内的内镜治疗前做计划吗？

当然，在治疗前的检查及术前讨论会中，决定治疗方案的时候会思考治疗的可能性等。

大家会在治疗前做一定程度的规划，但是如何在手术或治疗中实现这些规划也是非常重要的。

做如何顺畅地完成治疗的规划固然重要，但是做好遇见困难时如何解决问题的预案更重要。

"采用什么样的策略？""从哪一侧开始切？""剥离到什么程度？""假如这个部位出血了，如何止血？""处理这里的纤维化用什么附件，怎样剥离？""这边的距离和角度不合适怎么办？""这边发生了穿孔如何闭合？"等等，这样的问题数不胜数，但是，在事先充分做好困难状况的应对方案会有利于在实际行 ESD 时克服遇到的困难（这不仅限于 ESD，在所有的治疗中都一样）。

我一般在治疗前一晚泡澡的时候想一想第 2 天的治疗（图 121.1）。先想顺利时候的方案，然后想一下困难的情况，最后想一下克服困难的方法。但如果前一天需要值班就没办法这么做了。

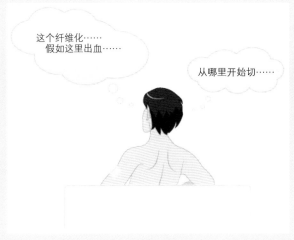

图 121.1　我在想 ESD 等内镜治疗前的计划

牢记在心中的三句话

吉永繁高（国立癌症研究中心中央医院　内镜科）

观察技巧 O₀

诊断技巧 D₁

治疗技巧 T₁

心态的培养 M₀

来自其他科室的建议 A₀

我从事内镜工作将近 20 年，一直在不断地学习。在过去的日子里，我不仅从老师那里学习内镜技术，还得到了很多老师们的寄语，在这里给大家介绍留在我心中的其中三句话。

◎ 熟能生巧。这是我在爱知县癌症中心中央医院学习超声内镜时，山雄健次先生送给我的话。

虽然是短短的 3 个月的时间，山雄老师让我诊治了很多病例，真正地让我做到"熟练"。当然也学习了很多知识。

迄今为止，为了更加"熟练"的目标，我一直在不懈地努力，我有信心说自己在安装超声内镜水囊及吸出水囊内空气方面达到了高手的境界。

◎ 欲速则不达。这是我在佐久综合医院学习内镜时，小山恒男教授送给我的一句话。

我认为这句话就是把佐久综合医院带到那样高水平的小山教授会说的话，至今在我握着内镜做治疗时仍不会忘记这句话。顺便说一下，我的治疗也许会多花一些时间，但是我可以自信地说我的治疗是并发症很少的治疗。

◎ 没有做不完的 ESD。这句话是从 2018 年 4 月开始去纪念斯隆－凯特琳癌症中心（Memorial Sloan-Kettering Cancer Center）做内镜医生的西村诚医生所言。

他在大分町立医院工作时，在做医生第 5~6 年就开始一个人做 ESD（第一例是盲肠病变！）的强者，他在遇到困难病变花费很长时间的时候，会一边轻描淡写地说着"没有做不完的 ESD"，一边认真操作。

我在遇到让人感觉"这个什么时候能切完啊"的病例时，心底一直会念着这句话并不断努力。

内镜的"轴"

横井千寿（国立国际医疗中心　消化内科）

M e

Mental
Attitude Tips

观察技巧 O_b

诊断技巧 D_i

治疗技巧 T_r

心态的培养 M_e

来自其他科室的建议 A_d

由于我院是研修培训机构，每天都有机会看年轻医生操作内镜。

和我刚开始学习内镜的时候比较起来，他们都做得好很多。由于在刚开始学习的阶段会有很明显的进步，即使在一年前摸都没有摸过内镜的医生，如果用心学习也能很快地承担日常的内镜筛查工作。但是，其后他们到底能和内镜磨合到什么程度，内镜水平是否能有更大进步，就要看他们对内镜"轴"的认识程度了。

对食管和胃进行拍照是有规则的。对于食管，要把左侧（左侧卧位存水的位置）放在 7~8 点位。对于胃，就要把小弯放在正 12 点位或者把胃的轴（胃大弯的中心线）呈直线放在 1 点（2 点）~7 点（8 点）的位置。当然，对于胃有时候会不按照这个规则拍摄，存在一些特殊情况。但是，原则上还是要这样拍摄。主要是内镜在这些位置存在常规的"轴"。

我坚信学员的技术在其后能不能有提高和是否掌握了这个"轴"有关。没有掌握"轴"的内镜医生就会感觉内镜在脏器内（尤其是胃）乱动，会觉得"操作内镜动作的主体不是术者，内镜完全不受控制"，每个病例的照片也不一致。事实上，这个内镜轴无论是在止血、ESD、放大观察还是结肠镜检查中都是非常重要的。

我在被培训的过程中经常注意观察上级医生对内镜的操控，发现他们的做法虽然大体上是一致的，但是还存在个人对于内镜轴的个性化控制，并不完全一致。但是无论如何变化，就像一郎（注：日本棒球手的名字）投球一样，内镜轴是保持稳定的。所以当时就想，一定要在日常的内镜实践中注意"轴"。

最后想说的是，保持"轴"的稳定性不仅限于内镜诊治，对于棒球选手、芭蕾舞演员、钢琴家、厨师、搬运工等各个行业都是很重要的。

観察技巧 O₁

诊断技巧 D₁

治疗技巧 T₁

心态的培养 M₁

来自其他科室的建议 A₁

多观摩以学习技术

M
e

Mental
Attitude Tips

细谷和也（静冈县立静冈癌症中心　内镜科）

在我院进行内镜培训的医生有很多观摩上级医生检查及治疗的机会。就像每天做病例现场演示和手把手教学一样，可以学到很多的技巧。

因此，在这里给大家介绍一下如何观察术者的内镜检查操作方法。

熟练者操作时，内镜的图像非常稳定，我们要注意观察检查的顺序、与观察对象的距离感、内镜照片的构图。

有时候不能只顾看非常稳定的内镜图像，还要注意观察术者的姿势和手的动作、站立位置等。

推荐在见习检查的时候站在可以同时看见内镜图像以及术者手部动作的位置（图 124.1）。

包括术者站立的位置、床的高度、持镜法、附件的进出、脚下的位置等，很多的地方都藏着术者个人独有的技巧（图 124.2）。

你是不是有过在自己操作的时候很不稳定的内镜一旦交给上级医生后一下子就稳定下来的经历呢？为了稳定图像，上级医生会做各种的努力。

要注意观察术者及其周围的一切，也许就会发现新的技巧！

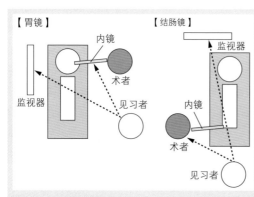

图 124.1　理想的见习站位

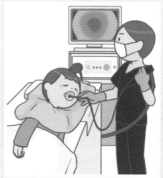

图 124.2　要发现上级医生的独有技巧

和护士分享经验

赤松拓司（日本红十字社和歌山医疗中心　消化内科）

Me

Mental
Attitude Tips

观察技巧 Ob

诊断技巧 Di

治疗技巧 Tr

心态的培养 Me

来自其他科室的建议 Ad

　　今天，让我们换一个话题，介绍一下虽然与内镜操作技巧无关，但对于推进团队医疗水平具有重要作用的共享信息。

　　近年来，内镜治疗的内容及技术越来越复杂，同时高危患者也越来越多，因此，在治疗前团队共享治疗内容、患者信息、应急对策等变得非常重要。

　　最近我们把术前进行简单的信息共享称为"术前确认"，并获得诸多好评，诸如"护士做好了紧急状态下的预案""明确了手术中的观察要点"等与护士能够更顺畅地应对医生术中指示有关的肯定意见越来越多。见图125.1、125.2。

　　特别要强调的是，"获得团队一心的感觉""和护士的关系融洽了"等的评价，使内镜室的气氛更和谐，这是这一做法的附加效果。

　　同时，这些数据还可以作为护理研究点进行讨论[1]。

　　能够使这一做法坚持下去的重点是要在数分钟之内轻松完成确认过程，不要费太多的精力。

　　大家一定要开展术前确认，使其在安全操作、推进团队医疗、教学等方面发挥良好的作用！

参考文献

[1] 川合万理，他. 当院内視鏡センターにおけるブリーフィング導入の試み─チーム医療の推進を目的として─. 日本赤十字社和歌山医療センター医学雑誌 32：49-55，2015

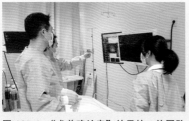

图 125.1　"术前确认表"的目的，使团队共享治疗内容、患者信息、应急对策等，以进行更安全、顺畅的治疗

▶ 时间
开始麻醉后，插入内镜前
3 分钟内
▶ 内容
医生
● 有关病变、操作方法的信息
疾病名称、病变的部位、特殊事项等
治疗策略、预计难度及使用物品等
● 患者的特殊信息
背景及既往史
可能的风险及其对策
护士
出病房时的双签字和回病房的护送等

图 125.2　我们科室 ESD 手术的"术前确认表"

了解在美国做 ESD 前的准备工作

西村诚（纪念斯隆－凯特琳癌症中心　消化内科）

目前我正在纽约做以 ESD 为主的治疗内镜。这里有很多和日本的不同之处，我每天都需要努力学习。今天我给大家介绍一下迄今为止我的经验。

随机应变

现在是 2018 年，各种附件（IT 刀、Dual-J 刀、Flush 刀）在这里几乎都是可以使用的。若没有 MUCOUP，可以用 Eleview®、Voluven® 等代替。我院制作了 ESD 专用箱，把所有的附件都装进这个箱子里（图 126.1）。

工作人员的培训

很多内镜室的工作人员从没见过 ESD，需要不断地举办有关 ESD 的讲座。见图 126.2。

要习惯突如其来的 ESD

由于患者在其他医院检查的照片很多都不理想，因此内镜室经常要做临时加进来的 ESD 手术。像在日本时自己先观察一次后再做 ESD 的做法在医疗费用昂贵的美国是不现实的。

麻醉交给专业人士去做

由于内镜室配备麻醉医生和麻醉护士，因此可以把麻醉工作完全放心地交给专业人士做，在患者状态不佳时，可以紧急插管下全身麻醉并重新开始内镜操作，这是难能可贵的。

和活跃在美国的日本内镜医生联手合作

在异国他乡从头开始做 ESD 的辛苦自不必说，要和同样活跃在美国的日本医生[1-2]进行详尽的信息交流，最大的好处是可以相互鼓励，一起坚持下去。

参考文献

[1] Fukami N. ESD around the world : United States. Gastrointest Endosc Clin N Am 24（2）: 313 - 320, 2014

[2] Aihara H, et al. Endoscopic submucosal dissection pocket technique for removal of recurrent colonic lesion. Video GIE 3（2）: 63-64, 2017

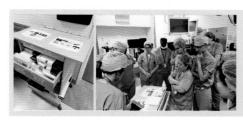

图 126.1（左）　装着所有 ESD 物品的 ESD 专用箱
图 126.2（右）　针对内镜护士的 ESD 讲座

发现了一个癌，
要寻找第二个！

角岛直美（静冈县立静冈癌症中心　内镜科）

M_e

Mental
Attitude Tips

在开始学习胃镜时，我的目标是要自己发现早期胃癌。

发现早期胃癌需要具有无遗漏的常规检查、发现异常、诊断病变范围及浸润深度等的综合诊断能力。

一旦发现病变，我会很努力地拍清晰的图片以免在读片会上丢脸。

这时候一定要注意"不能满足于发现一个病变"。

众所周知，胃癌和食管癌常有同时多发癌和异时多发癌，第二个癌往往和第一个癌的部位、组织类型相似。

也就是说，发现一个分化型癌，就要寻找是不是有第二个分化型癌；发现未分化型癌，要寻找是不是还有第二个未分化型癌。

发现食管癌，一定要看看是否合并咽喉部癌。

如果是外院介绍过来的患者，不能只观察介绍的那个病变，因为病变附近可能还有原来没有注意到的另一个病变出现断端阳性，或者原来没有注意到的病变在随访过程中发展为失去内镜治疗的机会的病变。

因此，一定要在发现一个病变后有意识地关注是否存在第二个病变，要做全面的检查。见图 127.1。

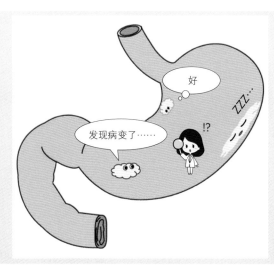

图 127.1　发现了一个癌，要寻找第二个

做结肠镜的心理准备

近藤慎太郎（医生、漫画家）

Mental
Attitude Tips

在结肠镜（colonoscope，CS）的插镜过程中，很重要的是在头脑中要有"这样的时候这样做，还不行就那样做"等流程图。

与其说是技术，不如说是知识体系。

天才的技术不需要很敏感的神经反射，只需要沉稳地解决眼前的每一个困难。

在难以观察到前方的管腔的时候，有人会着急地快速移动内镜，但是越是难做的地方越要慎重、缓慢地操作，没有必要着急。

另外要理解插入内镜只是检查的开始，最重要的是要把结肠观察完整，因此要通过两只手的协调动作探查结肠皱襞。

重复这些动作的积累也会提高插入结肠镜的技能。

另外，尽可能地减轻患者的痛苦也是必须要做的。原因是患者如果感觉太痛苦，后面即使是需要复查肠镜，患者也可能不愿再接受检查。这期间万一出现了结肠癌，发生了远处转移，那就是检查医生真正的失败了。

要明白，现在所做的检查不仅关乎患者的现在，还会决定他的未来。

参考文献
［1］がんで助かる人，助からない人　専門医がどうしても伝えたかった「分かれ目」. 旬報社，2017
［2］医者がマンガで教える　日本一まっとうながん検診の受け方，使い方. 日経BP社，2018

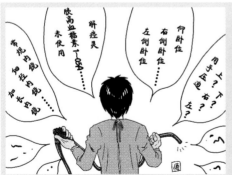

作者：近藤慎太郎

肠镜技术进步的要点

Me

Mental
Attitude Tips

加地英辅（加地医院）

这次介绍一下容易被忽视的基础知识和心理准备。

持镜法和镜角的操作是基础中的基础

◎ 仅仅把镜子放在手掌上就能稳定住（图 129.1）。

◎ 单靠拇指和中指（必要时环指）就能控制左右旋钮。

◎ 能固定上下左右旋钮中的一个后可以自由自在地控制另一个。

◎ 不使用中指注气（只用示指），除非是特殊情况。

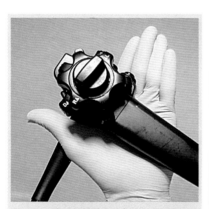

图 129.1　将结肠镜放在手掌上就可以稳定住

我们会发现自认为达到中级水平却不能做到以上操作的人比想象中的多。

关注插镜时间

很多的内镜中心认为插镜时间为 10 分钟左右就是及格的。我不是说越快越好，但是一般做得好的人都是做得很快的。

不要漫不经心地检查，关注插镜时间会加速技术的成长。我们要以常规 5 分钟左右插入内镜去要求自己。

不要刻意做轴保持操作法

真正的轴保持并不是不使内镜结袢，而是不逆着肠管的自然走行进镜。不合理的弯曲以及拉直会牵拉肠管，这有可能导致患者的剧烈疼痛。

为了所谓的轴保持短缩法，看不到前进的方向还不注气，这样的做法并不可取。

掌握了完美的内镜插入技巧，后面的技术只是应用这些技巧而已。

大家加油！

来自其他科室的建议

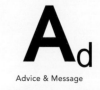

Advice & Message

专业的消化病理医生需要内镜医生的配合

市原真（JA 北海道厚生连札幌厚生连医院　病理科）

我是病理医生，这里想说两件事情，为了让病理医生能够做好这些工作，需要大家的密切配合。

依据指南的诊断

病理医生几乎全员都有癌症处理指南，可以按照指南写诊断，但是很多医生没有指南，这并不是病理医生不感兴趣或者不想遵从指南，可能是不知道有指南的存在。因此一定要告知本单位的病理医生存在这样的指南（图 130.1）。拿到指南后，病理医生会学习并按照指南去写诊断。

解读病理所见

如果让病理医生去描述显微镜下的表现你会关注到很多的问题。在请病理医生讲解时，一定要从"无放大、低倍放大到高倍放大的顺序分别说明"。如果任由病理医生自己去解释，一般只会解释细胞核、细胞质等高倍放大的表现。

但是内镜医生希望更多地非放大和低倍放大下的表现，因此可以要求病理医生先从低倍放大再到高倍放大的顺序说明。

比如，病理医生想解释这个病变中央的高倍镜下的表现时，您可以说"给我们看一下最表层的高倍镜下的表现"，告诉病理医生一个很明确的您感兴趣的部位。因为如果要和 NBI 下看到的血管进行比较，不看最表层是不行的。

消化专业病理医生和内镜医生的配合很重要。

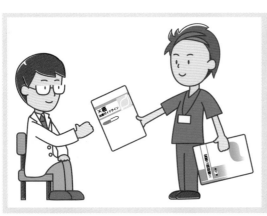

图 130.1　送给病理医生一本指南

病理医生希望看到的病理申请单

藤原美奈子（九州大学医学研究院　保健学部）

Ad

Advice & Message

　　大家是否知道病理申请单中的临床资料对病理诊断的质量及速度有多大的影响？

　　给大家讲一个我在读研究生时的故事。有一个病理申请单上写着"40多岁女性，反复便血，直肠隆起处活检"，这是受很多人信赖的内镜医生写的申请单，活检组织的量也足够做病理诊断。

　　在丰富的间质中见到形状不规整的腺管，腺管及表层上皮的细胞核略浓染，细胞质略呈嗜酸性改变，在腺管周围的间质中可见细胞质丰富的细胞（图 131.1）。

　　我反复考虑该做出什么样的诊断。

　　这时候，一个偶然路过我这里的上级医生看了一眼申请单和组织图像后很快就做出子宫内膜异位症（endometriosis）的诊断，是因 40 多岁女性、反复便血、直肠隆起这 3 个关键词想到的。他告诉我可以做一下雌激素受体染色。

　　确实，间质内的雌激素受体染色阳性，确诊为"肠子宫内膜异位症"，这个病没有任何耽误就诊断出来了。这是我深切地感觉到临床资料的重要性的一个病例。

　　要做出迅速而准确的活检诊断，获取足够的标本量是很重要的，同时简明扼要地记录临床资料的病理申请单对于病理医生来讲是非常有帮助的。

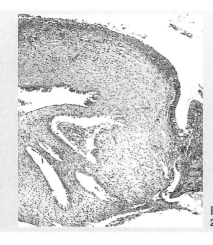

图 131.1　肠子宫内膜异位症的组织病理（HE，200×）

神经内科医生给内镜医生的较前瞻性的建议

代田悠一郎（东京大学医学部附属医院　神经内科）

说到神经内科和内镜，您会想到什么呢？是"没停抗栓药出血了"，还是"因痴呆的患者不能配合而苦恼了"？

这次我想和大家讲一下胃造瘘（图 132.1）。

说胃造瘘是前瞻性的话题，对于日常为治疗癌症患者和消化道出血患者而忙碌的内镜医生来讲也许会觉得很奇怪。但是对于神经疾病患者，尤其是神经系统疑难疾病的患者来说，胃造瘘是患者的生命支撑。

很多患神经系统疑难疾病的患者会不可避免地出现吞咽障碍，需要确保稳定的营养供给的通路。由于这些患者的消化道功能是正常的，日常诊疗中有很多患者需要胃造瘘。

另一方面，我们也知道对于神经系统疑难疾病来讲，造瘘的风险也比较高，一般会担心合并呼吸功能不全、存在与患者沟通不良、是否需要麻醉等问题。正因为如此，我们会担心"患有肌萎缩侧索硬化，呼吸功能也不是很好，会没有问题吗？"，操作完成后，心里才会踏实。

无论过去还是现在，对于胃造瘘都有很多讨论，但是，作为生存的手段，事实上还是存在一定数量的需要做胃造瘘的患者。

因此，今后也希望能够借助内镜医生日常磨炼好的技术解决这些患者的问题。

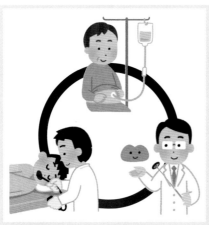

图 132.1　关系密切的内镜医生和神经内科医生

使用苯二氮䓬类药物发生反常反应时

伊势仁信（新桥 14 诊所　精神科）

Ad

Advice & Message

在内镜镇痛时常会使用咪达唑仑、地西泮、硝西泮等苯二氮䓬类药物。

但是，有时候患者不但没有睡着，反而出现多语、多动、不安、焦躁，甚至出现谵妄及兴奋。这就是所谓的反常反应（paradoxical reaction），在使用苯二氮䓬类药物时偶尔会发生。

这一现象在精神科的发生率不足1%，但是据报道其总的发生率为5%左右。这些都是口服药物后出现的反应，静脉途径给药的发生率不明。

出现反常反应的患者使用苯二氮䓬类拮抗剂氟马西尼后继续检查，就会在非镇静状态下完成检查，给患者的身心带来较大痛苦。

这时候，我们可以不选择氟马西尼，而是使用静脉注射氟哌啶醇5mg（1瓶）。氟哌啶醇几乎不影响呼吸及循环，可以获得安全有效的镇静。氟哌啶醇要避免肌内注射，因为会引起疼痛且起效慢。

有的患者看起来是兴奋的，但是却出现呼吸抑制，这时候要先用氟马西尼，在使用氟马西尼后也可以使用氟哌啶醇。

参考文献

[1] 渡辺昌祐. 抗不安薬の選び方と用い方 改訂第3版. 金原出版, 1997
[2] 井上令一, 他(監訳). 精神科薬物療法ハンドブック 第3版, 2001
[3] Lader M, et al. Benzodiazepine Problems. Br J Addict 86（7）: 823-828, 1991

内镜镇静并不容易！

马屋原拓（神户掖济会医院 麻醉科）

Advice & Message

　　麻醉科会在一年中接到几次内镜镇静的申请。我个人是希望做全身麻醉，但是内科的医生说"这并不是那么复杂的操作，大概在 30 分钟就会完成"，在这种情况下我会使用图 134.1 所示的镇静方法。

　　从麻醉医生的角度看，这个镇静方法比全身麻醉更难。为了在不保护气道的状态下让患者睡眠后进行精细的内镜操作，要求患者能够自我保护气道（镇静过深不行），而且还要在处置过程中让患者保持不动（镇静过浅不行）。

　　满足这两个条件的镇静深度范围很窄（图 134.2），因此在实际操作中不可避免地发生患者偶尔会动

一下的情况。如果做全身麻醉，会做气管插管并适当地使用肌肉松弛药，患者动的可能性几乎为零。如果在全身麻醉下进行操作，我本人也可以很踏实地看内镜操作。消化内科医生一般都是一边进行内镜操作一边自己做镇静，一定很辛苦。

　　在麻醉医生短缺的 20 世纪 90 年代之前，我也听说过有"自己做腰麻，自己做手术"的超全能的外科医生。希望"需要 2 小时的内镜操作的麻醉由内镜医生自己实施"成为 2018 年以前的故事。

　　希望麻醉医生数量增加，希望"麻醉科管理需要长时间内镜处置的患者是理所应当"的时代尽早来临。

合用丙泊酚和芬太尼。
不单独使用镇静剂，加上镇痛剂后能提高镇静质量。

↓

丙泊酚：初始计量 3~5 ml，再用注射泵以 10~15 ml/h 持续泵入。其后根据需要每次追加 1 ml。

↓

芬太尼：初始计量 25 μg，稳定呼吸次数为 10~20 次 / 分，再每次追加 25 μg。

图 134.1　内镜检查过程中的镇静方法

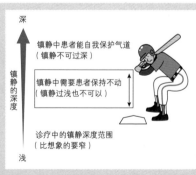

图 134.2　在不保护气道的情况下让患者睡眠，完成精细的内镜操作

对服用抗血栓药物患者的
内镜前管理的变迁

石田纯一（东京大学医学部　心血管内科）

Ad

Advice & Message

　　循环系统疾病可以说是困扰内镜医生的疾病之一吧。

　　尤其是在当今高龄化的社会，缺血性心脏病和心律失常（尤其是心房颤动）的患者数量在不断增加。针对这些疾病使用的抗血栓药物（抗血小板药和抗凝药）（表135.1）说是内镜医生的"敌人"也不为过。

　　在内镜诊疗中是否需要停用抗血栓药物是多年来一直在研究的课题，在2012年确定了《针对服用抗血栓药物患者消化内镜诊疗指南》[1]后，感觉在医疗过程中做出决策变得容易了很多。

　　即使是这样，在内镜医生和心血管医生之间还在根据每个患者的具体情况不停地讨论，比如"这个病例发生血栓栓塞的风险高，在肝素替换后再做内镜吧""这个患者放置支架有一段时间了，停用抗血小板药物应该可以了吧"等。尤其近年为了顺应使用直接口服的抗凝药物（direct oral anticoagulants，DOAC）患者的增多，2017年权威专家们发表了包括DOAC在内的抗凝药应用相关的补充说明[2]。

　　但是，目前与DOAC相关的科学证据尚不充分，我认为还有很多的病例判断起来困难（那样的病例的处理方案对于心血管医生来讲也难以确定），但是还是希望内镜医生不要犹豫，和我们一起共同决策。

　　毫无疑问，今后心血管医生会不断地被内镜医生"打扰"。

　　血栓栓塞的预防和出血风险管理看起来是对立的两个问题，但实际上是内镜医生和心血管医生共同合作，在内镜诊疗中发现更多新的临床证据。

表 135.1　心血管领域常用的抗血栓药物

项目	抗血小板药物	抗凝药
主要药物	阿司匹林、噻氯匹定、西洛他唑、氯吡格雷、普拉格雷	华法林、达比加群*、利伐沙班*、阿哌沙班*、依度沙班*
主要适应证	缺血性心脏病、脑梗死、外周动脉性疾病	心房颤动、深静脉血栓、肺栓塞、人工瓣膜置换术后
主要针对的血栓	动脉硬化相关的血小板血栓（白色血栓）	与血流停滞相关的纤维素血栓（红色血栓）

注：*表示为直接口服的抗凝药（DOAC）。

参考文献

[1] 藤本一眞，他. 抗血栓薬服用者に対する消化器内視鏡治療ガイドライン. Gastroenterol Endosc 54（7）：2073-2102，2012
[2] 加藤元嗣，他. 抗血栓薬服用者に対する消化器内視鏡診療ガイドライン 直接経口抗凝固薬（DOAC）を含めた抗凝固薬に関する追補2017. Gastroenterol Endosc 59（7）：1547-1558，2017

为了安全的检查

Advice & Message

代田翠（三井纪念医院　综合健康体检中心）

　　我们在发现患者糖尿病血糖控制不稳定时经常会申请做内镜检查，承蒙大家的关照。

　　内镜检查前，可以要求糖尿病患者彻底停用口服降糖药，但是对于使用复合制剂和把所有药物装到一个袋子里的患者可能经常搞不清楚该停哪些药物，因此需要注意。

　　另外，原则上要停用速效型或混合型胰岛素，而继续使用其他类型的胰岛素。难以决策时，要以避免低血糖为第一要素。最好在事先确定好检查时间以及恢复饮食后再调整药物。

　　对于肾上腺功能不全进行替代疗法的患者，要和降压药的管理一样，不要停晨起服用的口服药。

　　因检查所需一定要避免口服药

时，对于长期使用激素治疗的患者需要激素覆盖，尤其是在行侵袭性较大的结肠癌结肠镜检查时，推荐检查前静脉注射 100 mg 氢化可的松。

　　我们的考虑思路是当不好决策时，要补充（激素）以避免不足。当存在低钠血症、低血糖、嗜酸性粒细胞增多症时，要特别注意是否存在肾上腺功能不全的可能性。

　　对于嗜铬细胞瘤的患者，禁止术前使用胰高血糖素，对于糖尿病、胰岛素瘤、1 型糖原贮积症患者，要避免使用胰高血糖素。除此之外，对于甲状腺功能亢进患者要避免使用丁溴东莨菪碱。

　　希望今后一如既往地协助大家做更安全的内镜检查。

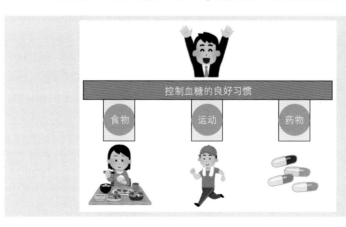

偶发的急性肾损伤事件?

Advice & Message

滨崎敬文（东京大学医学部附属医院　血液净化诊疗部）

消化内镜检查前需要做禁食、服用缓泻剂、口服灌肠剂等准备工作。也许很少见，但是，这些处置有可能造成急性肾损伤（acute kidney injury，AKI）。

有时候在急诊会遇到由于脱水导致肾血流灌注降低造成的肾前性AKI，对于慢性肾病（chronic kidney disease，CKD）加上高龄和明显的动脉硬化的患者，由于维持肾血流的血压阈值升高，即使测量血压正常，但这些患者也可能因肾血流降低而发生AKI（正常血压型缺血性AKI）[1]。

尤其在摄入不足和使用利尿药物、肾素 - 血管紧张素系统阻滞剂时要重视前面提到的问题。即使还没有达到AKI的程度，需要注意在检查前患者是否出现恶心、低血压等症状。

越是认真的患者会严格遵守禁食的指示，在规定时间以前就开始控制饮食及饮水，还可能照常使用利尿药。

我认为在对患者进行内镜检查前的说明时，应该和患者说"0点以前可以进食（饮水）"比"0点以后不要进食水"更好一些。

腹膜透析（peritoneal dialysis，PD）的患者占日本透析患者不到3%，是少数人群。在结肠镜检查时，推荐这些患者使用抗生素以预防PD相关性腹膜炎[2]。PD相关性腹膜炎对于初次进行PD疗法的患者而言是严重的并发症，需要尽最大的努力预防。我是对计划做结肠镜检查的PD患者给予抗生素的，希望得到大家的理解。

参考文献

[1] Abuelo JG. Normotensive ischemic acute renal failure. N Engl J Med 357（8）：797-805, 2007

[2] Li PK, et al. ISPD Peritonitis Recommendations：2016 Update on Prevention and Treatment. Perit Dial Int 36（5）：481-508, 2016

观察技巧 O．

诊断技巧 D．

治疗技巧 T．

心态的培养 M．

来自其他科室的建议 A．

恼人的憩室出血

海野俊之（公立昭和医院　放射科）

Ad
Advice & Message

提起结肠憩室出血和放射介入治疗，您有什么印象呢？

您是不是觉得刚刚内镜做了止血，又发生大出血，钛夹夹不住，要用介入血管（血管造影检查）止血。

有时候一些病例在血管造影后能顺利止血，恢复饮食后顺利出院，也有一些病例并不是那么顺利。很多时候在行 CT 看到出血，实际做了血管造影却没有发现造影剂外溢（出血）。刚才还在冒着的血就像谎言一样，一般认为这是出血的血管痉挛所致。

即使把造影导管放到可疑出血部位后行加压造影或者稍等一会儿反复进行造影还是没有出血征象！常常只是在沉闷的气氛中白白浪费时间和造影剂。

由于是下消化道，也不能封堵可疑的血管。尤其是保守治疗有可能有效的情况下更不能胡来。在耐心等待、重复进行造影的过程中多数情况下会有出血发生，但也会有最终也没有查清楚就结束了的情况

发生。

我认为如果随意封堵血管造成肠管坏死还不如什么都不做。在出血的憩室旁打个钛夹，就有可能选择朝向钛夹的血管进行封堵。

顺便说一下，憩室出血的介入止血并不是简单的技术，封堵肠管的血管需要精细的技术，如果很多扭曲的直细血管重叠复杂排列时，需要能辨认出一根根直细血管的血管造影读片能力。

对于横结肠憩室出血，存在如出血位于肠系膜动脉以小角度发出的中结肠动脉一端、乙状结肠出血、肠系膜下动脉起始部狭窄造成导管不稳定等这类使操作难度增加的情况。

我认为到底该选择内镜止血还是介入止血，需要每个医院根据每个病例进行讨论后决定，在这时候理解对方的想法很重要！

如果我写的这部分对于贵院和放射科医生之间有关憩室出血的讨论有帮助，这是我的荣幸。

结肠镜检查时建议对肛门部进行望诊、指诊及观察肛门

稻次直树（土库医院　结肠肛门病中心）

从 1974 年开始，我作为消化外科医生、肛门外科医生还有结肠镜医生进行了 44 年的诊疗活动，我想用我的经验给结肠镜医生一些建议。

◎ 在插镜前您是否观察肛门？

◎ 是否进行肛门指诊？

◎ 插镜后是否认真地观察肛管？

◎ 您是否意识到肛门部会发生各种各样的疾病（表 139.1）？

对于大多数患者来讲，肛门是最不想被人看到的部位、不想被检查，因此需要我们在一次检查中将肛周、肛缘、肛管、直肠、结肠，如果需要还包括回肠末端进行完整的检查、记录，并提醒患者接受必要的治疗。

我认为这个过程中比较容易忽视的是对肛周、肛缘的望诊，肛管的指诊，肛管的观察。在观察肛管时，要像图 139.1 一样知晓观察部位的组织学结构。

表 139.1　直肠肛门的器质性疾病

疾病种类		肛周及肛门部	直肠下段
肛门及其周边疾病		皮赘、外痔、内痔、肛裂、肛乳头肥大、肛门息肉、肛周脓肿、肛瘘、慢性湿疹、肛门静脉曲张	直肠周围脓肿、直肠瘘、高位痔瘘、直肠黏膜脱垂症、直肠脱出、直肠静脉瘤
炎症性疾病		炎性肠病肛门病变、脓皮病、毛囊窦道（瘘）、Fournier 综合征、药物相关性溃疡	炎性肠病直肠病变、直肠阴道瘘、药物相关性溃疡
感染性疾病		尖锐湿疣、扁平湿疣、单纯疱疹、带状疱疹、真菌感染、梅毒、艾滋病	阿米巴性直肠炎、衣原体性直肠炎、艾滋病
肿瘤	良性	脂肪瘤、纤维瘤、胃肠道的质瘤、囊肿性疾病、淋巴瘤、平滑肌瘤	腺瘤、脂肪瘤、增生性息肉、纤维脂肪瘤、胃肠道的质瘤、囊肿性疾病
	恶性	腺癌（直肠型、肛门腺来源）、痔瘘癌、鳞状上皮癌、基底细胞癌、类基底细胞癌、Paget 病、Bowen 病、腺鳞癌、恶性黑色素瘤、胃肠道间质瘤、内分泌细胞癌、转移瘤、其他（外伤、异物等）	直肠类癌、恶性黑色素瘤、胃肠道间质瘤、内分泌细胞癌、转移瘤

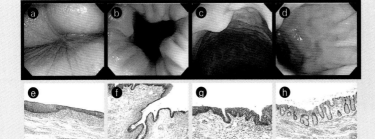

a. 肛周皮肤；b. 齿状线附近；c. 移行部上皮；d. 直肠上皮；e. 鳞状上皮；f. 肛门隐窝及肛门腺；g. 可见鳞状上皮与柱状上皮混合存在；h. 柱状上皮。在结肠镜检查中，插镜前要对肛门周围进行望诊、肛管指诊，在插镜时要对肛管进行充分的观察并记录

图 139.1　肛管的内镜及组织学图像

放大内镜有助于宫颈癌的早期诊断?

内多训久（高知红十字医院 消化内科）

Ad

Advice & Message

事情的起源是 2014 年香川大学消化内科的西山、小原等医生看到在内科就诊的一个女性患者行宫颈部肿瘤锥切后出现水平断端阳性，后来因局部复发做追加治疗的情况后思考了"能否把在消化道领域的诊断模式应用到妇科领域"这一问题。

以此为契机，想到用内镜观察宫颈，在伦理委员会批准后便开始了对宫颈癌进行 NBI 放大观察，并与常规检查进行比较。

由于使用软式内镜直视观察，图像非常清晰，也可以同时使用 NBI 及放大观察。见图 140.1。

由于宫颈癌大多是鳞状细胞癌，可以沿用同样为鳞状细胞癌的食管癌的诊断经验，但是也存在随着生理周期及年龄的差异表现略有不同等问题，有必要与妇科合作，以加深对诊断标准的认识。

另外这一检查不需要像过去的常规检查一样取膀胱截石位，可以和结肠镜检查一样取左侧卧位，这样可以减轻患者疼痛及损伤，减少患者的害羞感，减轻患者对检查的抵触，增加患者的接受度。

现在，高知红十字医院、香川大学、大阪国际癌症中心的消化内科和妇产科正在进行放大内镜对宫颈癌诊断的有效性的前瞻性研究。

共同作者
小原英干（香川大学 消化内科）
上堂文也（大阪国际癌症中心 消化内科）
平野浩纪（高知红十字医院 妇产科）
金西贤治（香川大学 妇产科）

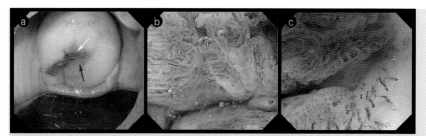

图 140.1 a. 子宫颈白光内镜图片；b. 对 a 的黄色箭头处的组织的放大观察，可见没有异型的圆柱状上皮；c. 对 a 的红色箭头处的组织的放大观察（CIN3），发白浑浊的上皮和内部异常血管，以及和食管癌类似的表现